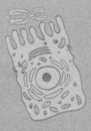

FROM MEDICAL TREATMENT TO SELF-HEALING

从治疗到自愈

从人类进化史洞察健康之道

西木 | 杜国强 | 施南峰 著

浙江科学技术出版社

图书在版编目（CIP）数据

从治疗到自愈 / 西木，杜国强，施南峰著. — 杭州：浙江科学技术出版社，2018.10
 ISBN 978-7-5341-8342-3

Ⅰ.①从… Ⅱ.①西… ②杜… ③施… Ⅲ.①健康-普及读物 Ⅳ.①R161-49

中国版本图书馆CIP数据核字（2018）第197369号

书　　名	从治疗到自愈
著　　者	西　木　杜国强　施南峰

出版发行	浙江科学技术出版社
	杭州市体育场路347号　邮政编码：310006
	办公室电话：0571-85176593
	销售部电话：0571-85176040
	网　　址：www.zkpress.com
	E-mail：zkpress@zkpress.com
排　　版	杭州兴邦电子印务有限公司
印　　刷	浙江新华印刷技术有限公司

开　　本	710×1000　1/16	印　张	12.25	
字　　数	149 000			
版　　次	2018年10月第1版	印　次	2018年10月第1次印刷	
书　　号	ISBN 978-7-5341-8342-3	定　价	42.00元	

版权所有　翻印必究

（图书出现倒装、缺页等印装质量问题，本社销售部负责调换）

责任编辑　王巧玲		责任校对　马　融	
责任美编　金　晖		责任印务　田　文	

目 录

前言1 两个养生实践者的健康之路　I
前言2 从我的身体变化说起　V

第一章　不生病的愿望，很多人生病的现实　001

慢性病让人"过早死亡"　002
比无能为力更可怕的是盲目依赖　006
医学不能包治百病　007
对于慢性病，医学往往束手无策　013
对于"传染病"，我们能做什么？　017

第二章　被歪曲的营养学　025

营养观点为何朝令夕改？　026
值得深思的营养学误区　032
胆固醇损害心血管吗？　032
动物油和饱和脂肪酸有害吗？　037
大鱼大肉不健康吗？　042
五谷为养是真的吗？　046
植物油对人体无害吗？　053

鸡蛋不能生吃吗？　057

肉类生吃危险吗？　060

早餐必须吃吗？　066

食盐必须加碘吗？　072

晒太阳会得皮肤癌吗？　077

第三章　寻找不生病的答案　083

生命和健康源于自然　084

我们从哪里来？　087

如何才能不生病：自然养生法则　099

生病了怎么办：最少干预原则　111

病因不明如何处理：整体养生原则　117

第四章　正确对待疾病　125

治疗疾病，从解决肠道渗漏开始　126

常见病饮食、生活调理建议　128

亚健康、贫血、消瘦　128

肥胖　129

高血脂、脂肪肝　130

高血压　131

高血糖、糖尿病　133

冠心病、脑卒中、动脉粥样硬化　135

癌症　137

感冒、发热、咳嗽、气管炎、肺炎　142

胃病、肠炎、便秘、痔疮　143

肝病、胆结石、肾病、痛风　146

甲状腺功能亢进症、甲状腺功能减退、甲状腺炎、甲状腺结节、甲状腺功能低下　147

蛀牙、牙周炎、关节炎、骨质疏松、颈肩腰腕疼痛　148

近视、老花、白内障、黄斑退化　152

鼻炎、哮喘、过敏　153

脱发、白发、青春痘、色斑　154

痛经、月经不调、更年期综合征、阴道炎　156

不育症、性功能障碍、前列腺肥大　158

失眠、抑郁、阿尔茨海默病　159

癫痫、多动症、自闭症　161

创伤、炎症、感染、疼痛　162

第五章　让更多人不生病　165

最好的医生是自己　166

企业健康管理　168

企业文化　168

具体措施　168

健康管理的成效　171
我的养生心得　172
你的实际年龄是多少？　173
早晚刷牙好不好？　174
一天8杯水够了吗？　175
什么时候晒太阳？　175
右侧卧还是仰卧？　175
如何摆脱失眠的魔咒？　176

后　记　178

前言1
FROM MEDICAL TREATMENT
TO SELF-HEALING

两个养生实践者的健康之路

近年来，随着我国社会经济的快速发展，民众的饮食结构发生了质的变化。农村城市化、人口老龄化和饮食生活西化等诸多因素，促使人们的生活方式发生了巨大改变。工业化生产的食品饮料明显增加，体力活动水平显著下降，久坐不动的工作和生活方式异常普遍。这些都促使糖尿病、心脑血管病等慢性非传染性疾病在中国的发病率居高不下。

为了促进国民健康，我们的政府、社会在医药卫生事业上投入了大量的人力、物力、财力，"健康中国"的观念也日益深入人心，但遗憾的是，大众对于医学或者健康的认知，还是有待于提高。民众对于健康的高要求更多地会投射到对于医疗的高期待上面，而对于熟悉的身体，我们反而无所是从，养生不得章法。这是人民日益增长的健康期望和自身健康素养、国家健康配套的矛盾，而要化解这一类矛盾，需要时间，也需要我们的媒体和专业人员共同的努力。

* * *

在实际的健康推广工作中，我常常能够体会到大众的这种深切期望，也深知我们还可以把工作做得更细、更深入。医疗机构和政府部门只是健康事业推进的一个方面，要真正提高民众的健康素质，还需要广大民众的配合和有识之士的参与。

我与西木博士、杜总早就相识，作为杜总的企业健康顾问，我有幸能参与杜总的员工健康培训，也目睹了杜总企业健康管理的成果。西木博士是一位思维灵活、阅读广泛的养生学者，对健康事业拥有一片赤诚之心，他从他自身的养生实践出发，从人类学的角度探讨自然养生的理念，给了我们全新的启示。杜总作为一名企业家，把健康当成事业来经营，把自然养生的健康理念贯彻到他的企业经营中，以一己之力为员工、为更多人传播健康生活的理念，实在是难能可贵。共同的愿景，让我们聚到一起，切磋看法，交流思路，对目前国民的健康现状也有了自己的感悟，也对民众在饮食生活上的诸多误区和不良习惯深感痛心，这一切，都促成了本书的编撰和出版。

秉着科学、严谨、求真、务实的原则，我们查阅了大量国内外科研资料，许多观点经过多次甄别，力求反映最新、最准的国际前沿水平，并通过自身实践验证。

本书从人类进化谈到当代人们的起居作息、自然养生、饮食习惯，引用了世界多位著名科学家的研究成果。我们希望通过本书，引导民众改变不良的生活习惯，遵循自然规律，注重自身运动、环境质量、饮食结构、人体康复潜能。出版这本书，只为**告诉大家在去医院之前，我们可以通过调整饮食和生活习惯，矫正营养学上的一些误区，学习自然养生法则，从日常的细节入手，为自己的身体做更多的事情。**也希望广大读者在本书的指导下，走出治疗和饮食的误区，树立正确的养生观，掌握摆脱疾病的方法和技巧，逐步养成健康的生活习惯，找到一套适合自己的饮食、运动、起居方式，达到健身祛病、延缓衰老、延年益寿的目的。

* * *

本书的出版并不是为了否定医学的作用，而是希望大家能更加实际、更加理性地看待医疗，不要盲目依赖、过度期望。要彻底行动起来，从日常的饮食和生活习惯入手，为自己的健康实实在在地出力。就像书中所说的，"最好的医生就是你自己"，在很多情况下，现在的医疗条件并不可能照顾到大众健康的方方面面，每个人可以为自己的健康所做的事情，比现代医学所能提供的要多得多。

最后要提醒广大读者的是，养生没有放之四海而皆准的金科玉律。书中介绍的一些观点，也仅仅是西木的一家之言，个别观点如提倡生食，西木也只是从营养价值上给予了肯定，但是在实际的执行过程中，还是会遇到很多问题。

首先我们必须保证肉类、鱼类、蛋类的来源可靠且经过检验检疫，来源不明的生食很容易携带着寄生虫和细菌，引发囊虫病、绦虫病、肺吸虫病等。虽然人体有强大的免疫能力，但是在当前国内食品安全问题日益严重的环境下，我们还是应该警惕生食潜在的危险。其次，我们还应该关注个人体质的差异。就像西木博士自己说的："养生并不能简单地模仿，像我本人吃生牛肉，完全没有不好的感受，但有的人还没有开始吃，就产生了严重的呕吐反应。还比如我自己可以一顿饭吃5～10个鸡蛋，但并不主张肌肉占比还不大或者运动量不大的人（特别是力量训练不大的人）一顿吃那么多鸡蛋，因为这些人的身体对蛋白质的补充需求还没那么大，会导致肾脏的排泄负担加重。"有些人天生就对生鸡蛋清中的某些蛋白过敏，如果你是这一类人，那吃鸡蛋时最好还是谨慎一点，不要完全生食。所以，同一种行为，对有的人来说是正确的，对另一些人来说，则不太合适。

再比如说关于疫苗的问题，虽然随着公共卫生水平的提升，"传染病"的感染和致死率都明显地下降，西木也在书中讲到不要过分夸大疫苗的作用，但是这不是我们排斥疫苗的理由，很多疾病，比如狂犬病等，当我们真正面对的时候，疫苗还是最有效的防控手段。

也正是因为如此，希望读者在实践时，即使是具体方法，也要了解它背后的理念，根据自己的情况进行调整。维护健康不能是拿来主义，是要通过不断学习、调整、总结才能获得的。衷心希望大家能通过本书，通过自己的学习，在实践中摸索出最适合自己的养生方法，做自己身体的主人。

施南峰

2018年5月

> 前言2
> FROM MEDICAL TREATMENT
> TO SELF-HEALING

从我的身体变化说起

我原本学的是经济学，曾经师从美国明尼苏达大学的赫维茨（Leonid Hurwicz）教授。赫维茨教授注重养生，不喝饮料只喝水，90岁高龄时获得诺贝尔经济学奖，是迄今年龄最大的诺贝尔奖得主。我在他的指导下获得经济学博士学位，先后担任过香港城市大学经济金融系副教授和德国SAP公司中国首席代表。那么，是什么促使我半路出家，转向研究养生——特别是最近10年来全身心投入养生实践的呢？答案在于我的身体变化。

1988年底，我从北京飞往明尼阿波利斯攻读博士学位。那时正是美国盛行低脂肪、低胆固醇饮食的年代，从那时起，我开始了长达近10年的高碳水化合物饮食岁月。此后不久，我的身体就亮起了红灯。我被频繁感冒、腹泻、流鼻血、口腔溃疡、皮肤过敏和慢性疲劳等诸多问题所困扰，特别是长期腹泻。每天黎明，我都被腹痛痛醒，接着就会腹泻。美国医生查不出任何具体问题，最后说我患有肠易激综合征。从止泻药到抗生素，从西药到中药，从明尼阿波利斯、香港到北京，我和肠易激综合征周旋了近10年。我发现药物只能暂时止痛止泻，停药后症状就会复发，并且越来越严重。有几次因腹泻不止和严重脱水，我甚至进了急诊室。

在世纪之交，我读了美国阿特金斯（Robert Atkins）医生的《新饮食习惯》和哈佛大学关于糖和高碳水化合物饮食危害的研究报告，决定开始改变饮食。当我彻底告别糖，严格控制米面摄入量后，我的肠易激综合征在几个月后就几乎烟消云散，其他许多健康问题也逐渐消失或明显减轻。

* * *

是营养而不是药物救了我！于是，我开始反思医学，自学营养学。

因为在6岁时失去母亲（我的母亲因难产导致大出血而去世），我在上职业高中时选择了卫生专业。我一边如饥似渴地学习中西医结合理论，一边上山采药，在县医院实习，在镇诊所见习，在村里当赤脚医生。那时，我相信医学可以解决难产、腹泻等几乎所有健康问题。现在回头去看，我错得离谱！

当我使用过数十种药物，补充过数十种营养素，研读了上百本医学和营养学著作以及上千篇营养学文章后，我发现医学擅长急救，但治不好慢性病；药物可以控制症状，但康复依赖于营养；饮食无可替代，保健品则可能弄巧成拙；营养可以救命，但"营养学"却可能致命。例如，营养学家曾经长期坚持认为反式脂肪酸可以保护心脏，鼓励公众用植物黄油替代动物脂肪，后来却发现它们是心脏杀手，在食用长达一个世纪后才开始禁止。

我把自己的研读感悟和实践经验写成《营养革命》（与金玮教授合著），在半年内印刷6次，成为国内最早的营养类畅销书之一。不久，出版社邀请我们撰写和出版了《营养革命Ⅱ》。通过图书、电视和互联网，数以百万计的人知道了我们的新营养理念，其中许多人通过调整饮食习惯，使自己的慢性病得到了控制，包括"三高"、糖尿病、心脏病、肝炎、肾炎、肠胃炎、过敏和哮喘等。

* * *

然而，年过半百后，我逐渐出现了肌肉松弛、肩颈疼痛、睡眠减少等退化症状。于是，我开始研究如何抗衰老和健康长寿，并与本书作者之一杜国强共同探讨，在他的企业里实践和推广健康管理。从长寿村到渔猎部落，从营养学到人类学，我们终于在旧石器时代的饮食文化中找到答案。近几年来，我尽量按照原始人的方式去吃饭、睡觉、运动、晒太阳，居然一天天强壮了起来，体形回到了大学时代20多岁时的样子，体力恢复到了30多岁时的巅峰状态。与此同时，我的耐寒能力和免疫力也大幅度提升，在下雪天照样可以洗冷水澡，即使不吹干头发走到户外也不会轻易感冒。

赋予我青春活力的不是药品或保健品，而是食物、运动和阳光！

从此，我们开始从一个崭新的、跨学科的角度来看待健康问题。站在人类学500万年的历史高度，俯视现代医学和营养学，其狭隘和缺陷清晰可见，而自然养生的真理大道逐渐明朗。本书是我们身心保健跨学科思考的精髓，是我多年研读医学、营养学、人类学资料后得到的启示录，是我们全身心投入个人养生实践和企业健康管理近10年后得到的经验结晶。

2014年，为远离雾霾、亲近阳光，我从北京移居到海南五指山。我本来决定从此"隐居山中"，不再著书立说，因为写书不是一种自然的行为，有可能伤害眼睛、肩颈、手腕等。而且，我们的许多主张与传统认识不一致，甚至截然相反，不容易被读者接受，因此我一直对再次写书顾虑重重。然而，杜兄力主我们应该出书，他坚持认为必须排除万难，把我们的主张以及实践经验告诉更多人，让更多的人告别疾病，拥抱健康！

西木
2018年5月

| 第一章 |

不生病的愿望，
很多人生病的现实

在宗教强盛、科学幼弱的时代，人们把魔法信为医学；在科学强盛、宗教衰弱的今天，人们把医学误当作魔法。

——美国精神病学专家托马斯·萨斯(Thomas Szasz)

慢性病让人"过早死亡"

为了改善自己的健康状况,我从40岁左右开始阅读了大量的医学、营养学、人类学方面的科研论文,潜心研究,希望为改善自己的健康状况提供依据,指导自己的养生实践。在这个过程中,我发现患各种慢性病不是我一个人的问题,而是现代社会的普遍状态,并且各种慢性病的发病率还呈上升趋势。对于这一点,刚开始我也和大家一样,把原因简单归结为:由于生活条件改善,大家吃得好了,肉吃得太多了,同时运动量又不够,从而导致肥胖和各种慢性病。

这里先明确一下慢性病的概念。在国际上,癌症、心脑血管疾病、糖尿病和慢性阻塞性肺疾病被称为"四大慢性病"。其实,相关的病症远远不止这4种,慢性腹泻、高血压、高血脂、痛风、各种过敏等,都属于慢性病的范畴。目前,现代医学对于慢性病的主流应对方法是使用药物,但药物常常是控制了症状,却换不回健康。

世界卫生组织(WHO)2015年发表报告指出,每年有超过300万的中国人"过早死亡",即在70岁之前死于癌症、心脏病、脑卒中、糖尿病和慢性阻塞性肺疾病等慢性病。WHO原总干事陈冯富珍曾经指出,中国正面临巨大的慢性病风险,全球约63%的死亡者死因为慢性病,而中国超过80%的死亡者死因为慢性病。

* * *

全国肿瘤登记中心发布的《2017中国肿瘤登记年报》显示,中国每分钟约有7人确诊患癌，也就是说，国人每10秒约有1人确诊患癌。根据2017年2月国家癌症中心发布的中国最新癌症数据，2013年全国新发癌症病例约3 682 000例，死亡病例2 229 000例，也就是说，每分钟有7个国人患癌，4个国人死于癌症[①]。更值得注意的是，我国癌症的发病率一直在上升，而美国癌症的发病率从1991年起就开始下降或趋缓。

根据国家癌症中心全国肿瘤防治研究办公室2014年发布的我国2003~2005年以人群为基础的癌症数据，我国癌症病人5年生存率平均约为31%，其中农村癌症病人5年生存率约为22%，仅为城市癌症病人的一半左右（城市癌症病人的5年生存率约为40%）。而美国癌症病人的5年生存率约为70%，与发达国家相比，我国癌症病人的整体生存率仍处于较低水平。

WHO发布的《全球癌症报告2014》显示，中国人口占世界人口不到19%，但全球超过42%的新增胃癌、50%的新增肝癌和食管癌病例出现在中国。这些数据都足以证明癌症在中国的发病率是不容乐观的。

* * *

脑卒中（俗称"脑中风"）和心脏病是威胁国人健康的另外两大杀手，心脑血管疾病占中国居民疾病死亡构成的40%以上。《中国心血管病报告2017》显示，全国约有心血管病病人2.9亿，即平均每5个成人就有1人患心血管病。其中，脑卒中1 300万人，冠心病1 100万人，心力衰竭450万人，肺源性心脏病500万人，风湿性心脏病250万人，先天性心脏病200万人。

目前，中国脑卒中的发病率为世界第一。全球有大约3 000万脑卒中

[①] 癌症统计一般会有滞后，所以2017年发布的是2013年的发病与死亡数据。

病人，其中1/3左右在中国，且在欧美国家脑卒中发病率下降的大背景下，每年仍以近9%的速度攀升。最严重的问题是，我国脑卒中病人的平均发病年龄仅为63岁，比美国整整早10年。

* * *

众所周知，绝大多数心脑血管疾病的发生有着共同的"土壤"，即以肥胖和"三高"（高血压、高脂血症、高血糖）为特征的代谢综合征。

30多年来，中国的经济发展举世瞩目，中国男人的腰围和女人的胸围的增速同样令人瞩目。在《富态：腰围改变中国》一书中，英国人保罗·弗伦奇引用了一组中国服装业提供的数据：1985年中国城市男性平均腰围仅为63.5厘米，2012年增加到76.2厘米，40～50岁的男性平均腰围已达82.6厘米。北京服装学院的研究表明，2012年中国城市女性平均胸围已超过83.5厘米，比1992年增加了1厘米。

《中国居民营养与慢性病状况报告2015》显示，全国18岁及以上成年人超重率为30.1%，肥胖率为11.9%，比2002年分别上升了7.3个百分点和4.8个百分点。成年人的肥胖和超重问题不容忽视。

在中华医学会糖尿病分会官方微博上，一组数据更加令人震惊。2013年9月4日，《美国医学会杂志》发表文章称，根据2010年的中国流行病学调查数据，按照美国糖尿病学会的新诊断标准，中国有近5亿糖尿病前期病人，18岁以上成人糖尿病患病率达11.6%，糖尿病前期人群比例为50.1%。根据研究样本估测，成人中约有1.139亿糖尿病病人及4.934亿糖尿病前期病人。

换句话说，我们每两个成年人中就有一个血糖异常，成为糖尿病后备军的一员。而在糖尿病前期病人中，每年会有5%～10%的人发展为糖尿病病人。在糖尿病病人中，患病10～30年后80%以上会并发心脑血管疾病或者性功能障碍、肾病、眼病、足病、面临死亡、瘫痪、失踪、阳痿、肾衰竭、失明或截肢的危险，平均寿命缩短近10年。

最新研究表明，如果你患有糖尿病，你也更容易患癌症。事实上，患糖尿病就有可能患多种乃至上百种潜在疾病。

* * *

查阅大量资料后，我发现各种慢性病的发病情况要比我想象的严重得多。这些情况的发生仅仅是因为生活条件好了，人们吃太多、运动太少吗？那为什么很多人少吃多动，管住嘴、迈开腿之后，慢性病的发生还是有增无减呢？

首先我和杜国强先生都认为，"管住嘴，迈开腿"这句话本身就是自相矛盾的。管住嘴（通常是指要少吃或只吃低热量食物）后，人会觉得没吃饱，因而没有能量迈开腿去运动，即使一时坚持住了，也没有办法一直坚持下去，不是长久之计。而迈开腿（多动）后，身体因为消耗了大量能量需要补充新的能量，这时候人会觉得很饿，更想吃东西。这个时候还要管住嘴，试问有多少人能做到呢？这与"又要马儿跑，又要马儿不吃草"有什么本质区别呢？

其次，没有掌握正确的适合自己的养生方法是重要原因。不排除有人确实做到了"管住嘴，迈开腿"，可是管得对吗？吃什么（肉食还是素食？）、怎么吃（生食还是熟食？）、吃多少（一日两餐还是三餐？）、什么时间吃（早餐必须吃吗？），可能并不是每个人都清楚。

我们认为只要吃符合人类基因设定的食物，就会自然得到满足，并且有能量运动，保持正常体重，从而有效预防慢性病的发生。至于什么是符合人类基因设定的食物，在第三章会重点介绍。

比无能为力更可怕的是盲目依赖

在我的健康状况有所改善后，我很自然地想到了一个问题：我所依赖的理论或采用的方法有许多来自最新的科研论文，与主流观点存在不一致的地方，但我的健康状况却得到了明显改善。这促使我思考，我们之前是不是过于依赖医疗或主流的健康主张了？

各位读者不妨回想一下，以往自己或者身边的人生了病会怎么做。是不是首先想到去医院找医生？是不是不管大病还是小病一定要看看医生再接受一些治疗（吃药、打针、输液，甚至做手术）才能安心？但大家想过没有，很多疾病，尤其是慢性病是无法通过医疗手段彻底治愈的。如果患了糖尿病或者高血压后只是靠吃药调理，最终的结果很可能是病没治好，还因为服药产生的副作用落下别的毛病。而根据我多年的研究和实践，治疗高血压最好的方法是改变饮食和生活习惯，逐渐减少降压药的服用，有的人甚至自始至终没吃一粒降压药就让血压恢复了正常。

《健康时报》报道过湖南中医药大学第一附属医院心血管科的主任医师谢海波的案例。他40多岁时参加单位体检，血压和体重明显超标。"天天劝病人控制血压，自己竟高血压？我很懊恼，决心管好血压。"经过2个月的努力（调整饮食和生活习惯），他体重减掉了10千克以上，血压恢复了正常。而自始至终，他没吃一粒降压药。

各位读者再回想一下，自己或者身边的人有没有做过以下这些事情：因为害怕胆固醇升高，所以在吃鸡蛋时只吃蛋白不吃蛋黄；为了减肥只吃素食不吃肉，或者不吃晚饭；认为植物油来自植物，比动物油更安全，吃了更不易发胖……而如今，越来越多的研究证实，这些我们一直信赖的健康主张是错误的。但还是有许多人对此不知道、不理解，从而做出损害自己健康的行为来。

最近5年来，我在杜国强先生的企业里实践我的健康主张，许多员工的健康状况因此得到了大幅度的改善（详细情况会在本书第五章介绍）。杜国强先生本人，已经60多岁，之前体质比较差，经常受到腹泻的困扰，一年可以腹泻20多次。他曾经去过国内外多家大医院就诊，但专家们说法各异，且治疗效果不尽如人意。其中有一个专家说他自己也饱受慢性腹泻的折磨，每次腹泻时都是吃点药暂时止住。在系统实行了我主张的自然养生法后，杜国强先生的健康状态明显改善，很少再腹泻，即使在冬季下雪天直接喝凉水也不会腹泻。

作为普通人，我们应该意识到这样一个事实：如果说医学能够治愈疾病，那么医学能治愈的疾病仅占所有疾病的一小部分，很多疾病，尤其是慢性病，是无法通过医疗手段彻底治愈的，改变饮食、生活习惯或环境才是真正的灵丹妙药。长久以来，营养与养生的新概念层出不穷，但获取健康的自然法则亘古不变。能够真正使我们健康长寿的不是日新月异的科技，而是源远流长的大自然。只有按照基因的原始设定生活，我们才能身强体健。

医学不能包治百病

小时候，只要穿着白大褂的医生摸摸我的头，我的头痛症状似乎就会立刻减轻。40岁以前，我一直迷信医生的权威和药物的功效，尽管每每得病医治后复发甚至恶化，我都认为是自己基因太差或运气不佳。

过去，如果患了重感冒，我会马上就医吃药，也许症状会立刻减轻，然后过一个星期感冒好了，我会认为这是医生的功劳和药物的作用。如果腹泻很厉害，我会立刻吃止泻药或抗生素，腹泻很快止住了，然后过几天（到后来需要过几周）好了，我会认为是药物治好了自己的病。如果皮肤过敏，我会吃抗过敏药物或涂外用皮肤药物，很快痒止住了，几天内红疹消退，尽管常常复发，我也仍然认为药物有效。

可自从开始健康饮食和自然养生以后，我几乎不再感冒，即使偶尔感冒了，也不吃药，一般几天就好了。我也很少再腹泻，即使偶尔吃错了食物，严重腹泻，也完全不吃药，一般第二天或第三天就好了。我的皮肤也不再轻易过敏，自然不需要用药。近10多年来，我再也没有因为生病吃过一粒药。

我恍然大悟：或许从来不是药物治好了疾病，而是身体依靠自身力量康复了，药物充其量只是起到了控制症状的作用，康复主要还是依赖营养（详见下文）。过去我"以药为食"，如今我"以食为药"。

与我有类似发现的，还有造诣颇深、临床经验丰富的中外医学家。

* * *

中国工程院院士、美国医学科学院外籍院士、消化病学专家樊代明在接受《经济参考报》专访时说："目前，现代医学遇到了难以逾越的发展问题。如人类4 000多种常见病，90%以上无药可治；7 000多种罕见病，99%以上无药可治；恶性肿瘤已占人类死因的1/4，很大一部分治了不如不治。"这是樊代明院士从医40多年的感悟。

他的结论是，"尽管一个又一个医学模式不断登场，循证医学不够来转化医学，转化医学不够再来精准医学……但都未解决问题，因为它们都只是从一个角度在局部或末端发力。因此，我们不能只用科学或生物学的方法，还必须用人类学、社会学、心理学、环境学等的方法全面系统认识人和人体，必须走向第三个时代——整合医学时代。"

在医学界，与樊院士持相似观点的有识之士不在少数。

在一次全国政协医卫组委员联组讨论会上，时任全国政协委员、卫生部副部长的肝胆外科专家黄洁夫拿出一本德国作者尤格·布莱克的畅销书《无效的医疗：手术刀下的谎言和药瓶里的欺骗》，希望委员们都能好好看看这本书，反思目前在我国公立医院中同样存在的"无效的医疗"。

"这是现在一个非常严峻的问题，"黄洁夫说，"在美国，40%的医疗是无效的；在我国，这种现象也已经非常突出，**很多药不是该吃的，却在吃；很多治疗是不需要的，却在做；很多手术会使病人更痛苦，却也在做。**"

* * *

在昆明举行的2014年中国科学技术协会年会上，中国科学技术协会主席、病理生理学家韩启德院士对于高血压是否是一种疾病，是否需要治疗这一问题给出了否定答案。他说，高血压不是疾病，只是一个危险因素，服用降压药可能弊大于利。韩启德接着以高血压、糖尿病前期、骨质疏松和恶性肿瘤为例指出，当前针对危险因素进行干预（体检、筛查和治疗）的实际结果是极少有个人因采取措施而受益，绝大部分干预没有任何效果，其中有些人的健康反而因此受到损害。

他以美国一项前列腺癌研究为例，该研究涉及7.6万例55～74岁的男性，一半人每年检查一次前列腺特异抗原（PSA），一半人不检查。13年后，这两组中死于前列腺癌的人数没有什么差别。

无独有偶，再看肺癌，美国进行过一项针对45万人的研究，比较了筛查和不筛查对肺癌死亡率的影响。结果发现，每年做两次以上高频度的X线胸片检查的这一组，肺癌死亡率反而增高。

对非癌症原因死亡人群的解剖发现，36%的人有甲状腺肿瘤，40～50岁女性中40%的人有乳腺肿瘤，70岁男性中超过80%有前列腺肿瘤。如果切片切得更薄，可能可以发现更多的肿瘤。然而，这些肿瘤大部分应是"假性癌"（良性肿瘤或恶性程度很低的肿瘤），可以与病人和平共处或自行消失，你最好不要没事找事。

韩启德最后引用美国精神病学专家托马斯·萨斯（Thomas Szasz）的一句话说："在宗教强盛、科学幼弱的时代，人们把魔法信为医学；在科学强盛、宗教衰弱的今天，人们把医学误当作魔法。"

* * *

在诊断和治疗癌症40多年后，日本庆应大学放射科医生近藤诚把自己的发现写成《不要再上癌症的当》《不被癌症医生杀死的20个忠告》和《不被医生杀死的47个心得》等书。他引用各国临床经验和实证研究得出结论，对于很多疾病，特别是慢性病，例如"三高"、糖尿病、心脏病和癌症，体检和治疗都没有多大意义，而且有时会得不偿失。

近藤诚指出，日本人中总胆固醇较高的人比较长寿。对于世界范围内数万人规模的追踪调查发现，使用药物来降低血压或胆固醇，即使数值改善，早死的风险也会相对增加。

20世纪90年代，英国曾对3 800名没有自觉症状的2型糖尿病病人进行对照实验，随机分为两组，A组以食疗为主，B组接受降糖药治疗。经过长达10年的观察，两组病人死亡、失明、肾衰竭等症状没有多大差异，但B组因低血糖和药物造成身体不适（包括过敏、浮肿和肝功能障碍等）的发生率是A组的3倍。

芬兰进行了一项长达15年的实验，实验将1 200名看上去健康但至少有一种心脏病危险因素的中年企业主管随机分为两组：介入组和放任组。放任组只填表格，15年不干预。介入组在前5年每4个月与医生见面一次，接受戒烟、增加运动、限制热量摄入、必要时吃药降"三高"指标等指导，5年后不再干预。再过10年后，出现了讽刺性的结果：介入组因心脏病死亡的人数超过放任组2倍以上，自杀、事故和总死亡人数也更多。

日本信州的泰阜村胃癌高发，在进行集体筛查的6年间，胃癌死亡率占村民总死亡率的6%，但从1989年停止癌症筛查后的6年间，该比例下降到2%。

欧美许多国家对肺癌、结肠癌和乳腺癌等癌症进行过不少随机实验，结果证明无论筛查与否，死亡率都相同，因而决定放弃癌症筛查。

美国梅奥诊所曾经针对肺癌追踪900名"老烟枪"11年，捷克斯洛伐克曾追踪6 300名吸烟男性3年。两者都是随机对照实验，结果都显示接受健康检查组的死者反而更多。

在加拿大进行过一次以5万人为对象的调查，结果表明，接受乳腺癌X线造影检查组的总死亡率比不接受乳腺癌X线造影检查组反而更高。

近藤诚发现，电子计算机断层扫描（Computed Tomography，以下简称CT）的辐射量可以达到X线的200～300倍。福岛核电厂泄漏后，日本政府规定的避难标准为年辐射量在20毫西弗以下，而一次胸部CT的辐射量可达10毫西弗，一次腹部、骨盆CT更可达20毫西弗。若做显影CT，辐射量势必加倍，一次正电子发射计算机断层扫描（PET-CT）的辐射量可超过30毫西弗（PET-CT属于核医学检查，它除了X线扫描，还要静脉注射放射性同位素）。

2005年美国《癌症》杂志报道，癌症初期的误诊率有时高达12%，实际情况可能更糟，晚期误诊也不乐观。仅凭影像学检查很难区分肿瘤的良性与恶性，但即使活检也未必"黑白分明"，例如前列腺癌，有两成的活检对恶性程度的判断可能是不准确的，而活检本身还会增加健康人群患此癌的风险。再如黑色素瘤，一项试验表明，有1/4的病理切片专家无法达成共识。在医疗技术水平世界领先的美国尚且如此，那么在包括中国在内的其他国家，癌症误诊情况便可想而知了。

近藤诚注意到，那些没有自觉症状、由X线检查发现的、治疗后没有复发的所谓"癌症"，实际上可能只是良性肿瘤，并非真正的癌症。

真正的癌症在一开始就具有扩散转移能力，抗癌药物对延长病人的存活时间没有帮助，这在乳腺癌等固态恶性肿瘤病人身上表现得尤为明显。那些表面上通过抗癌治疗延长存活时间的统计，实际上很可能是由于CT等诊断技术改进而提前发现的结果。

早在1990年，美国技术评估局在提交给国会的报告中就曾经断言："抗癌药物、放射治疗可以让病灶暂时缩小，但这种缩小没有任何意义，也无法证实可以延长寿命，而且会降低病人的生活品质。"2014年，美国作者特拉维斯·克里斯托弗森（Travis Christofferson）在其畅销书 *Tripping Over the Truth: The Return of the Metabolic Theory of Cancer Illuminates a New and Hopeful Path to a Cure* 中指出，当年美国癌症的死亡人口比例与1950年一样高。

英国和荷兰的临床实验结果都表明，针对胃癌进行的包括淋巴切除在内的胃切除（D_2式）手术，对生存率没有帮助，反而会产生严重的手术后遗症，例如餐后立刻腹泻、胃灼热、消化不良、食量减少和体重下降等。

随机对照实验表明，乳腺癌扩大切除手术与只切除病灶的小手术相比较，癌症转移率和存活率没有显著差异。

近藤诚总结说："我给数以万计的癌症病人看过病。我发现手术之后癌细胞变得格外活跃，术后复发的癌肿只会越来越大，我还没看到过缩小的案例……在过去没有什么医疗方法的时代，因为没有过多的医疗干预，癌症病人承受的痛苦反而更少。"

他的结论是：不治疗是最好的治疗。

对于慢性病，医学往往束手无策

首先，从疾病本身来说，大部分慢性病至今病因不明，例如高血压、类风湿、痛风和癌症等。连病因都不知道，又如何消除病根？怎么办呢？临床上通常采用对症治疗，即通过药物、手术或其他手段（如放疗）来控制症状。疼痛时止痛，咳嗽时止咳，血压高时降血压，血糖高时降血糖，发现结石、息肉或肿瘤时手术切除。这实际上是一种对抗疗法，头痛医头，脚痛医脚，治标不治本，病人通常需要终生服药。

然而，药物有副作用，手术有后遗症。虽然医生在处方与手术时会综合考虑各方面的因素，但单纯依赖药物和手术的结果可能是原来的病没治好，却有了得另外一种或几种新的疾病的风险。你知道吗？常用药如抗生素和解热镇痛药等，可以导致药物性肝炎或肾衰竭。而服用降压药，你的血脂和尿酸水平可能升高，患动脉粥样硬化和痛风的风险会增大。因为有些降压药可以升高甘油三酯水平（如硝苯地平、双氢克尿噻、普萘洛尔等），而有些降压药中含有的利尿剂会抑制尿酸的排泄（如吲达帕胺、氢氯噻嗪、呋塞米等）。又如他汀类降脂药可能使你的血糖升高，让你患上糖尿病，如果这时你吃磺脲类降糖药，可能引发脑出血，因为磺脲类药物可以造成血小板减少。

  无奈之下，你开始同时服用多种药物。然而，药物之间可能产生不良化学反应，同时服用2种以上药物可能产生不可预知的风险甚至导致死亡。例如，同时服用强的松和阿司匹林可能造成胃肠道大出血。WHO的一个报告显示，在医院死去的人中，平均每4个人就有1个是因为服用药物而死去！

  需要警惕的是，复方药通常含有多种药物成分，服用时风险很大。以感冒药为例，它一般含有5种以上成分。根据英国政府下属的药品和医疗产品管理中心于2009年2月28日公布的资料，许多感冒、咳嗽药含有15种成分，包括解热镇痛药、抗过敏药、止咳药、祛痰药、麻黄素或伪麻黄碱等（有的感冒药还含有咖啡因，在国内有的还会再加上中药）。该机构指出，这些药物不但没有明显的疗效，而且还有一定的毒副作用，使用不当甚至可以造成儿童死亡。其中，麻黄素和伪麻黄碱可减轻鼻塞，咖啡因可抵消抗过敏药的嗜睡作用，但这三种成分都被划归为毒品进行管理。因此，这类感冒药堪称含毒品成分的"化学鸡尾酒"，服用不当会有难以预知的风险，几种感冒药混着吃更可能有生命危险。

  很多人认为西药有毒，中草药安全，我过去也这么认为，但现在发现其实未必。一项覆盖全国16家大型医院的急性药物性肝损伤住院病例的调研分析显示，约20%的急性药物性肝损伤是由中草药导致的，其中3家大型专科医院超过一半以上的药物性肝损伤与中药有关；一种严重到能致死的肝病——急性肝衰竭的最主要致病因素是中草药[①]。

长期服用龙胆泻肝丸有可能导致肾衰竭，因为其中的木通有毒。云南白药里有乌头，而乌头毒性很大，服用几克未经炮制的乌头可能致命。安宫牛黄丸里有朱砂，而朱砂的主要成分是硫化汞，可能导致汞中毒。牛黄解毒丸含雄黄，而雄黄的主要成分是四硫化三砷，遇热或煅烧后可变成三氧化二砷，即剧毒的砒霜。清肺止咳丸含有马兜铃酸，而马兜铃酸可能损害肾脏甚至致癌。含有马兜铃酸的常用中草药有马兜铃、天仙藤、青木香、寻骨风、关木通、广防己和细辛等。早在2008年，WHO下属的国际癌症研究机构就将利用马兜铃属植物制作的草药划为1类致癌物。

另外，国人喜欢中西医结合，同时使用中药和西药。我当年在卫校学的就是中西医结合，当赤脚医生时也是这么做的。然而，北京医院资深临床药师刘治军博士在《"药"想治病须谨慎》一书中指出，**迄今几乎没有对中药和西药相互作用的研究**。一语点醒梦中人，同时服用中、西药有着不可预知的风险。

若干研究结果（包括美国科技评估部门的研究）发现，一般的医疗手段只有两成具有安全的效果。人们看到的医疗效果实际上有可能是身体自愈力的结果，或者医疗手段起到了安慰剂的作用。例如，感冒时，找医生是7天后治愈，不找医生是一个星期后自愈（如果遇到不好的医生则需要更久）。就像俗话所说的，鸡叫天会亮，鸡不叫天也会亮。

[①] 参见许建明等发表在《中华消化杂志》2007年07期上的《全国多中心急性药物性肝损伤住院病例调研分析》一文。

* * *

你可能不知道，对抗疗法本身对于疾病的康复可能成事不足，败事有余。

病理学告诉我们，每一种症状都有它产生的"意义"，通常是身体作出的保护性反应，同时也是一种自我修复机制。例如，咳嗽（咳痰）、流鼻涕、呕吐和腹泻是为了清除异物，腹胀表示你要减少食量，乏力提示你需要休息，疼痛提醒你停止损伤，肿胀表示患处正集结体液运送的"救援营养"和"免疫大军"，发热或炎症反应表明酶系统和免疫系统在"加班工作"，化脓可以清除异物和死亡组织，而瘢痕、增生或骨刺的出现是代偿性修复。

换句话说，正如甲田光雄博士在《甲田式少食法》（简体中文版）一书中所指出的，"症状即治疗"，有利于康复。人为压制症状会制造假象，无异于掩耳盗铃，不仅可能延误病情，甚至还会雪上加霜。

当然医学对慢性病束手无策的原因，除了病因不明与医疗手段的局限之外，有着更深层次的原因，因为慢性病是生活方式病，更多的是社会问题（如食品安全问题、环境污染问题、医疗制度问题），而不单纯是医学问题。这也是为什么大部分慢性病病因不清的原因。WHO也认为，**人体健康的决定因素是生活方式，其次是环境和遗传，医学充其量只起8%的作用**！

读到这里，你是不是应该考虑一下，把自己的健康只押宝在医疗上，把慢性病治不好的原因归纠于医学的无能上，是不是明智？

对于"传染病",我们能做什么?

我曾经视细菌和病毒为恐怖分子,认为感冒、肝炎等病的病因是病毒作怪,口腔溃疡、胃病、肠炎等病是细菌感染的结果,相信疫苗和抗生素是预防、控制"传染病"[①]最强大的武器。我那时天天消毒,使用含杀菌剂的漱口水、洗手液和洗衣液,服用抗生素,接种疫苗,却经常会口腔溃疡、烧心、腹泻和感冒,此起彼伏、绵延不断。最近10多年,我实行了健康饮食和自然养生,彻底告别了疫苗、抗生素和日化用品,这些疾病也消失得无影无踪。

于是我开始怀疑"微生物致病说"的正确性。预防和控制"传染病"最有效的方法也许不是接种疫苗和服用抗生素,而是增加营养与增强免疫力。

* * *

从欧美的死亡统计数据来看,从19世纪开始,结核病、猩红热、麻疹、伤寒等"传染病"的发病率随着营养卫生条件的改善而渐渐减少,

---

[①] 在我看来,所谓的"传染病",其实是营养不足或免疫力低下的结果。事实上,没有什么细菌或病毒是无条件致病的。在流感的发病季节,也通常只有百分之几甚至千分之几的人得病,其他大部分人还是会安然无恙。而"传染病"之所以往往是同一个地方的部分人在同一时期共同发病,是因为他们有着共同或相似的饮食、生活环境。还是以流感为例,流感往往在冬、春季(特别是三四月份的北方)暴发,是由于这个时期人们的饮食中相对缺乏果蔬,并且得不到充足的光照,导致身体的维生素储备不足。因此,真正意义上的"传染病"是不存在的。

在引进疫苗和抗生素以前死亡率就已经开始降低。另外，有数据显示，与实行疫苗接种的国家相比，那些没有实行疫苗接种的国家这类疾病的死亡率也有着类似的下降。这表明，"传染病"发病率下降很大一部分应归结于营养和卫生状况的改善，而非单单是使用疫苗和抗生素的结果[①]。

澳大利亚作者罗斯·霍恩（Ross Horne）在《现代医疗批判》（简体中文版）一书中指出，接种疫苗和使用抗生素的理论基础是"微生物致病说"，而要证明一种微生物致病，需要满足严格意义上的科赫法则（Koch´s postulates）：

- 在每一病例中都出现相同的微生物，且在健康者体内不存在。
- 要从宿主分离出这样的微生物，并在培养基中得到纯培养。
- 用这种微生物的纯培养物接种健康宿主，同样的疾病会重复发生。
- 从试验发病的宿主中，能再度分离培养出这种微生物来。

如果进行了上述4个步骤，并得到确切证明，就可以确认该微生物为该病的病原体。

遗憾的是，据我所知，人类迄今还未发现能够同时满足这4个条件的致病微生物。

早在1892年，德国医学家培顿科弗（Max Joseph von Pettenkofer）等人就发现部分霍乱弧菌或伤寒杆菌携带者并无任何症状表现。培顿科弗本人曾喝下由科赫（Robert Heinrich Hermann Koch）提供的掺有大量霍乱弧菌的牛肉汤，但并没有染上霍乱。1894年，科赫本人也发现霍乱弧菌和结核杆菌携带者未必得病，因此他后来又将第一条原则后半部分删去。此后，人们在脊髓灰质炎、疱疹、艾滋病、丙型肝炎等疾病上都有

---

① 参见美国作者雷蒙德·弗朗西斯（Raymond Francis）的著作《选择健康》（简体中文版）等。

类似发现。所以，医学界后来把第3条中的"健康宿主"修改为"易感性强的宿主"。那么，什么是"易感性强的宿主"？我们以霍乱为例来说明。

1854年，伦敦兰贝斯区霍乱流行。当时，布劳德大街（现布劳维克大街）的一台专用抽水机为人们提供生活用水，由于水源地被污水池污染，许多饮用这台抽水机供水的人染上了霍乱，而且霍乱的死亡人口分布能够以抽水机为中心画一个圈，这就是著名的"斯诺霍乱地图"。可附近的居民，因为使用另外一个水源，却没有一人患霍乱。一旦停止使用这台抽水机，霍乱就不再蔓延了。1865年，伦敦地下排水系统改造工程竣工，将污水与地下水隔开，意外地解决了导致霍乱的水源问题。从此以后，伦敦再也没有发生过霍乱。

显然，在这一事件中，霍乱流行起来的元凶应该是饮用水污染而非霍乱弧菌，征服霍乱最有效的方法是保证饮用水清洁，而不是接种疫苗和使用抗生素。另外，即使饮用被污染的饮用水，也并非每个人都得病。有研究也发现，正常的健康人一般不会因感染霍乱弧菌而得病，只有胃酸过低、酒精中毒或以前就有胃肠疾病的人，才可能通过接触霍乱弧菌染病[1]。

* * *

所谓"易感性强的宿主"，实际上是指"容易被该微生物感染得病的宿主"。于是，科赫法则变味了，演变为一种循环论证的荒谬逻辑——如同说"你会患上容易患上的疾病"。此话虽没有错，但不能证明或说明什么。

---

[1] 参见罗斯·霍恩的著作《现代医疗批判》等。

即使满足被"阉割篡改"后的科赫法则,也不能证明一种微生物能无条件致病,因为健康携带者或健康人被感染后可以安然无恙。它充其量只能表明:免疫力低下或受损的人容易感染该微生物得该病,但也未必。

在这里,接触或接种微生物的剂量、途径以及是否被污染成为关键。接触或接种少量微生物不致病,接触或接种大量微生物就可能致病;口服不致病,注射就可能致病;微生物本身不致病,被污染了的或产生了毒素的微生物就可能致病。

这种现象不仅适用于微生物,也适用于空气、水和食物。以空气为例,含氧21%的空气可以任你自由呼吸,纯氧却会中毒;吸入空气很正常,注射空气却可能要命;干净的空气可以任你呼吸,混有煤气的空气则可以致命。你能因此得出"空气致命"的结论吗?

* * *

事实上,正如美国前总统科学顾问马丁·布莱泽(Martin Blaser)医生在《消失的微生物》(简体中文版)一书中所指出的,像空气、水和食物一样,微生物是人类不可或缺的伙伴。它们在35亿年前就已经诞生,是包括人类在内的所有其他生物的祖先。如果说植物是"生产者",动物是"消费者",那么微生物就是"分解者"。从地面、地下到高空,微生物无处不在,其总重量超过地球上所有动植物体重的总和。它们夜以继日地为我们分解废物,活化土壤,净化水源和空气。没有微生物,我们无法消化,无法呼吸。而没有我们,它们绝大多数安然无恙。

我们生活在微生物的包围圈里,与这些"小东西"形影不离。你吸一口空气就可以吸入5万个细菌,一个钥匙链上可以有28万个细菌,一双手上可以有80万个细菌,一张钞票上的细菌可达900万个,键盘、鼠标和电话线上的细菌可超过1 000万个，接吻10秒钟可以传播8 000万个细菌，一把土、一勺水或一片牙缝食物残渣里能有上亿个细菌。

人的身体是一个微生态系统，约由10万多亿个细胞组成，却携带着超过100万亿个细菌。你的皮肤、口腔、肠道等处布满细菌，脸上的细菌超过5 000万个，口腔里的细菌有500种以上（总数达200亿个以上），肠道里的细菌更有1 000种以上（DNA测序发现17 000~30 000种），肠道细菌总重量平均达1.5千克（约与大脑等重），整个人体里细菌总重量平均达2.5千克。

人的细胞基因仅有2万多个，而细菌基因多达300万个。从细胞、细菌个数来看，人身体的90%是细菌；从基因个数来看，人身体的99%是细菌。人的细胞基因来自父母，细菌基因则部分来自母亲。自然分娩的婴儿首先接触到母亲的阴道细菌，其肠道细菌和体质与母体更为相似。即使一对双胞胎携带相同的基因，他们也各自拥有不同的菌群，因而可能会有截然不同的体质。

在肠道里，微生物为你分解食物，清理胆固醇和死亡细胞，消除毒素和致癌物，合成维生素、血清素和酵素（酶），制造蛋白质和短链脂肪酸，参与免疫反应过程。研究发现，双歧杆菌、乳酸菌和大肠杆菌可以帮助合成B族维生素和维生素K。人的情绪、睡眠、食欲和性欲受血清素调控，而90%左右的血清素由肠道菌群在肠道内参与合成，大脑合成的血清素只占10%左右。值得注意的是，人体代谢至少需要5 000多种酶，其中约3 000种可以由肠道菌群合成，远远超过肝脏合成的500种左右。连最初提出微生物致病说的巴斯德最后也表示："我以化学家和细菌学家的名义认为，没有肠道菌，人和动物根本就不能生存。"

因此，越来越多的微生物学家呼吁，我们需要为细菌正名，应该把肠道菌看成与肝脏甚至大脑同等重要的"器官"①。

* * *

巴斯德的论断同样适用于身体其他部位的菌群。以胃为例，那里存在着乳酸菌和幽门螺杆菌等微生物。幽门螺杆菌的发现曾被视为消化疾病研究领域划时代的大事件，发现者被授予了诺贝尔奖。当时研究认为，幽门螺杆菌感染与慢性胃炎、消化道溃疡和胃癌密切相关。遗憾的是，流行病学调查研究却显示，大多数正常人的胃里也有幽门螺杆菌。事实上，我们中国人中有60%～80%的人携带幽门螺杆菌。研究还显示，根除幽门螺杆菌将加重肥胖和胃食管反流性疾病病情，甚至可能进一步引发食管癌②。

马丁·布莱泽和美国医生拉斐尔·凯尔曼（Raphael Kellman）等人指出，幽门螺杆菌是人体内的一种正常细菌，从远古时期开始就一直栖息在人类的胃里。它们具有许多鲜为人知的重要功能，包括参与调节胃酸、胃饥饿素和瘦素的分泌，促进胃黏膜产生前列腺素（这有助于溃疡的愈合）。遗憾的是，由于抗生素和消毒剂的广泛使用，这种古老的菌群正在消亡，而胃食管反流性疾病却在与日俱增。

* * *

微生物学告诉我们，微生物主要包括细菌、真菌和病毒，它们都是动物和人类不可或缺的伙伴。在大众的认知里，病毒总是要害我们，就像恐怖分子。但在2014年，中山大学医学院的研究人员发现，一种被称

---

① 参见美国医生拉斐尔·凯尔曼（Raphael Kellman）的著作 The Microbiome Diet 等。

② 参见马丁·布莱泽的著作《消失的微生物》等。

为天然病毒 M_1 的病毒，能选择性地感染并杀伤肝癌、结直肠癌、膀胱癌、黑色素瘤等多种体外培养的癌细胞，对正常细胞却没有毒副作用。该课题组已在动物身上证实该病毒的抗癌效力。

病毒（Virus）一词其实严重误导了大众，它实际上是一种需寄生在活细胞中才能生长的核酸-蛋白质复合体，而核酸和蛋白质是所有生命体的两种核心成分，病毒或许是所有生物的共同祖先。最新的基因测序结果表明，人类的DNA有大约8%来自病毒。许多病毒和细菌与人体细胞共同演化，一起共生。科学家推测，我们体内每个细胞里的线粒体最初可能来自一种需氧细菌。低级生物不大可能将病传染给高级生物，否则高级生物是无法从低级生物进化过来的。

在正常情况下，微生物不会，也没有能力侵犯人体的健康细胞，正如苍蝇不叮无缝的蛋一样。只有当细胞因营养不良或毒素超载发生故障或死亡时，微生物才会前来分解和清理，使身体的内环境保持清洁。

因此，微生物的存在不是为了专门害你，而是与你共生互助。实际情况应该是先生病（细胞组织损伤），后感染（微生物繁殖），而不是反过来的。使用抗生素对付"传染病"或许是南辕北辙，而且自毁长城。2016年，一项发表在《实验医学杂志》（*The Journal of Eexprimental Medicine*，*JME*）上的小鼠实验表明，在发生脊椎损伤时，使用抗生素会严重扰乱肠道细菌，导致脊椎感染，减慢机能恢复。但当受伤的小鼠通过每天服用益生菌将肠道细菌恢复至健康水平后，脊椎损伤的症状减轻，并且下肢能够重新逐渐恢复活动能力。

科学家们惊讶地发现，由于抗生素和化学品的广泛使用，人体菌群的种类正在日益减少，特别是城市人的肠道菌（种类比土著人要少40%左右），而由此引发的消化问题、过敏反应和自身免疫性疾病则与日俱增。据世界变态反应组织（World Allergy Organization，WAO）统计，近

30年间，过敏性疾病的患病率至少增加了3倍，目前全球总患病率已达22%，城镇高于乡村。预计在20年后，工业化国家50%的人口将可能患上过敏性疾病。

微生物学奠基人巴斯德在晚年认识到："伯纳德对了，细菌什么都不是，环境才是一切。"这个观点得到了另一位微生物学家科赫的最终认可。而实验生理学奠基人伯纳德（Claude Bernard）早就发现，无论细菌来自何方，都只有在身体因内环境破坏而变得衰弱时才会有危险[①]。

因此，基于营养的免疫力和没有毒素的内环境才是你身体的"健康长城"。预防与控制"传染病"的方法绝不应该局限在接种疫苗和服用抗生素，而是应该增加自身的营养与抵抗力。唯有如此，你才能以不变应万变，无论外面流行流感还是非典，登革热还是埃博拉，乙肝抑或是艾滋病。

* * *

现代医学和护理学很大程度上是在瘟疫和战争中成长起来的，因此擅长急救。除了急救，医护的作用十分有限，不管是在疾病的治疗还是预防方面。究其原因可能在于：人体细胞和细菌通过各种营养物维持功能，药物作为异物可能会添乱，在细胞或细菌里"掺沙子"，会干扰和破坏酶系统或维生素（例如B族维生素）。**疾病的预防离不开支持细胞、细菌代谢和免疫的各种营养物质，疾病的康复也需要支持细胞再生或菌群恢复的各类营养物质。**

而爱迪生早就预言，如果今天的医生不变成营养师，那么今天的营养师将会成为明天的医生。

---

① 参见罗斯·霍恩的著作《现代医疗批判》等。

第二章

被歪曲的营养学

> 人类的历史,是一个充满了错误的汪洋大海,从里面处处都可以发现一些模糊的真理。
>
> ——西泽·贝卡里亚(Cesare Beccaria)

营养观点为何朝令夕改？

我们的健康离不开营养，然而今天我们看到的营养观点前后矛盾，充满误导，成为真理与谎言、科学与利益的战场，让人茫然不知所措[1]。

近20年来，我一直在追踪、研读和实践看到的各类营养观点，结果对这些观点越来越失望。专家今天说蛋黄里的胆固醇会破坏你的动脉血管，明天又说蛋黄里的卵磷脂有利于心血管健康；今天告诉你大豆营养又安全，明天又告诉你豆制品增加发育迟缓、老年痴呆症或性功能障碍等的风险；今天建议你补钙以防骨质疏松，明天又发现补钙没有好处，甚至增加骨折机会，以及肾结石、高钙血症、心脏病或脑卒中等的风险。

部分专家主张吃素，而其他专家却赞成吃肉；许多专家支持喝牛奶，而有些专家则坚决抵制乳制品；有的专家热衷于推荐维生素产品，而另外的专家却坚持认为应该从饮食中摄入维生素。诸如此类，不胜枚举，几乎对于任何一个饮食营养问题，你都可能找到不同的甚至截然相反的观点。

这样的场景是不是很熟悉，今天的你是不是也跟曾经的我一样，面对各种建议一筹莫展？

---

[1] 参见美国医生阿特金斯的著作《新饮食习惯》（简体中文版）、美国资深记者兰德尔·菲茨杰拉德的著作《百年谎言：食物和药品如何损害你的健康》（简体中文版）和盖里·陶比斯（Gary Taubes）的巨著 The Diet Delusion（《饮食骗局》）。

***

之所以到如此混乱的境地，是因为营养学在很多时候已经变成了利益的工具、医学的附庸。

牛奶公司当然要鼓吹喝牛奶补钙，燕麦片企业一定会强调吃早餐重要，零食供应商则会鼓励少吃多餐，糖业公司把致病风险嫁祸给脂肪，生产植物油和降血脂药的厂家则把胆固醇妖魔化。2016年9月，《美国医学会杂志·内科学》揭开了一个掩藏了50年的秘密：20世纪60年代，美国糖类研究会（现改名糖业协会）资助（实为收买）哈佛大学科学家开展研究，一边把饱和脂肪酸塑造成心血管疾病的元凶，一边为糖类撇清干系。

与此同时，许多医生和卫生机构也沦为医药厂家的代言人。我们从漳州医疗腐败案、国家食品药品监督管理局原局长郑筱萸因受贿罪被枪决一案，以及葛兰素史克公司在中国的行贿大案等案件中可见一斑，不过，这些可能只是冰山一角。

医药是一个暴利行业，《华盛顿邮报》资深记者兰德尔·菲茨杰拉德在《百年谎言：食物和药品如何损害你的健康》一书中披露：2002年，美国前十大药企的利润总额超过财富500强中另外490家企业的利润总和。在利益的驱动下，有些厂家和医院会唯利是图，不择手段。以他汀类药物为例，近年来，仅他汀类降脂药一年的销售收入就高达270亿美元，成为制药历史上的"印钞机"。在这一过程中，"胆固醇有害论"无疑起了巨大作用，大大促进了他汀类药物的销售。而他汀类药物的大量销售无疑又使得"胆固醇有害论"变得根深蒂固，变本加厉。而胆固醇是否真的有害，似乎变得不那么重要了，重要的是"胆固醇有害论"可以促进他汀类药物的销售。

正所谓"上梁不正下梁歪"。一旦左右营养学的医学受到更大的利益驱动，开始腐败，营养学就会在不知不觉中成为帮凶。而医学的腐败，根本不是骇人听闻的传闻，而是实实在在发生在我们身边的事例。根据《新京报》2015年11月17日的报道：中国国家食品药品监督管理总局加大了对新药临床实验数据造假的惩处力度，对8家企业11个药品的注册申请不予批准，并对5家涉嫌新药临床试验作假的三甲医院进行立案调查。

有一个公开的秘密：钱可以左右研究结果。《美国医学会杂志》揭示，对于同一种抗癌药的研究，非营利机构出资的研究与制药公司出资的研究相比，前者得到的负面结果是后者的8倍。另一项统计结果显示，同样是对甜味剂阿斯巴甜的研究，那些结论说没有问题的，100%的研究经费来自于制造商；而那些发现有问题的，其经费都不是来自于制造商或政府。个别研究机构或新闻媒体还可以使用如下伎俩，蓄意制造出赞助厂家所希望的结果[①]。

● 选择对象：如果想要好的结果，选择年轻健康人群为研究对象；如果想要差的结果，选择年老多病人群为研究对象。

● 选择产品：如果想要好的结果，选择品质好或剂量足的产品做实验；如果要差的结果，选择劣质的或剂量不足的产品做实验。

● 选择问题：为了隐瞒副作用，回避与之相关的问题，如不问抗抑郁药物是否导致性高潮障碍等问题。

● 选择指标：为了制造假象或转移视线，报告一个替代指标，如公布抗癌药物研究结果时，不报告其对存活时间长短的影响，只报告肿瘤缩小程度。

● 选择发表：如果结果好，则马上在大刊物发表；如果结果不好，则不发表、延迟发表或在小杂志上发表。

● 选择数据：如果一组数据不能得出想要的结果，删除其中的失败案例，或者

---

① 参见美国作者蒂莫西·费里斯（Timothy Ferriss）的著作 *The 4-Hour Body* 等。

选择一个能够得到想要结果的子样本。例如，在凯斯（Ancel Keys）著名的"七国研究"中，"七国"包括了意大利、南斯拉夫、希腊、芬兰、荷兰、日本和美国，但排除了法国和瑞士等国，由此得出胆固醇和饱和脂肪酸会增加心血管疾病的错误结论。

● 选择时间：如果想要好的结果，选择好转反应时期为观察时段；如果想要差的结果，选择过渡（不适）反应时期为观察时段。

● 用相对值代替绝对值：例如，喝咖啡减重136克，不喝咖啡减重113克，然后报告只说：喝咖啡比不喝咖啡可以多减重20%。

● 用统计学相关性代替因果关系：例如，回顾性调查结果一般只表明统计学上的相关性，如坎贝尔的《中国健康调查报告》中的所谓"发现"：以植物性食品为主的人群，癌症等慢性病的发病率较低。但这并不能证明素食可以预防癌症等慢性病。目前可能只有前瞻性的随机人群对照研究才能揭示因果关系。

● 推广解释：例如，用粗粮和细粮作对比实验，得出粗粮健康的结论，然后推广到五谷为养，再到素食健康。又如，用香肠喂养小鼠做实验，得出红肉致癌的结论，然后推广到肉类致癌。

可悲的是，制造谎言往往可以牟取暴利，而坚持真理通常则纯属公益。例如，宣传不吃早餐会得胆结石，可以促进早餐奶和燕麦片的销售，而主张不吃早餐却无利可图。又如，宣称晒太阳导致皮肤癌，可以促进防晒霜和防晒服的销售，而坚持阳光有利于健康却一无所获，因为阳光是免费的。

于是，在健康领域，谎言的喧嚣常常淹没了真理的呐喊。套用美国卫生与人类服务部前营养政策顾问玛丽恩·内斯特尔（Marion Nestle）的话说，这就是医学和营养学背后的"药品政治"和"食品政治"，由此制造了许多营养与养生领域的冤假错案，致使谎言当道，黑白颠倒，悲剧不断[①]。

---

① 参见玛丽恩·内斯特尔所著的《食品政治》和《食品安全》（简体中文版）。

* * *

营养学自诞生以来，一直依附于医学，听说过诺贝尔营养学奖吗？没有！因为诺贝尔奖项中只有医学或者生理学，没有营养学奖。如今许多医院虽设有营养科，但都处于"二奶"的位置，抬不起头。

在大众的认知里，只有药物才能治病，营养只起到支持的作用，尽管事实正好相反。我在前面讲过，人体需要的是天然的营养物质，药物作为异物只能救急，不能长期依赖。然而遗憾的是，只有人造的化学药物才能获得专利，天然的物质通常得不到专利，所以你会看到一个有趣的现象：铺天盖地的信息会告诉你一个药物的效果有多么的神奇，而事实可能是免费的天然产品才真正利于健康。

这就是你今天看到的混乱的营养观点后面的真相，明白了这一点，你也许就能更加清醒一点，下次再看到各种乱七八糟的饮食建议时，你也许应该想想这样的宣传对谁最有利……

* * *

当然，也不是所有的研究结果都是受利益的驱动，抛开上面那些人为的因素，医学和营养学本身的学科属性也决定了研究结果的不确定性。

与物理学等纯粹的"硬科学"不同，医学或者营养学其实是一门"软科学"，研究的是人体和生命，其复杂程度与利益瓜葛超过我们的想象，会涉及基础研究、临床药物、诊断治疗等各个环节，因此研究结果经常会受各种因素的影响。今天认为科学的观点，明天也许就会被发现是伪科学。今天发现有效果的药物或者营养素，明天又可能被证明没有效果。今天认为没有副作用的药物，明天又可能因为被发现有严重的副作用而被召回或者否定。

我们平常看到的营养观点，常常来自于科学试验，而科学试验本身就有一定的局限性，如果我们将单一试验的结果奉为养生的金科玉律，本身就是不理智的。

与医学研究的分析方法一样，营养研究人员把已发现的营养物质分门别类，测算食物里的含量，从食物里提取出来或直接化学合成，然后推荐用量、对症补充或简单复合。然而，未知永远大于已知，整体不等于单个因素简单相加，因为各个因素之间存在交互作用。其研究结果可能是盲人摸象，挂一漏万，只见树木不见森林，抓住芝麻丢了西瓜。因此，维生素等补充剂的效果总是毁誉参半，永远无法代替天然食物，甚至导致比例失衡或毒素累积。

以β-胡萝卜素为例，根据美国康奈尔大学柯林·坎贝尔（Colin Campbell）教授等人提供的数据，它在同一食物不同样本里的含量可以相差3~19倍，个别食物，如桃子甚至相差40倍。β-胡萝卜素可以将铁的吸收率提高3倍，而钙则可能把铁的利用率降低3/4。吃胡萝卜无疑有益健康，包括有助于预防肺癌，但单独补充从其中提取的β-胡萝卜素，却可能增加死亡率，增加患肺癌、前列腺癌或心脑血管疾病的风险。

再如，通过吃生蔬菜补充天然叶酸（Folate）十分安全，而服用合成的叶酸（Folic acid）却可能会大幅度增加患乳腺癌、前列腺癌和结肠癌，以及心脏病和脑卒中等疾病的风险[①]。

研究人员一般用体外培养细胞或小白鼠做实验，然后把结果推广和运用到人体，或把人当作小白鼠做研究，观察数月或数年后得出结论。这样的结果往往是短期影响而不是长期后果。例如，在实验室里，抗氧

---

① 参见美国作者保罗·雅米内（Paul Jaminet）博士和S. 雅米内（Shou-Ching Jaminet）博士合著的 *Perfect Health Diet*。

化剂（如茶多酚、姜黄素、白藜芦醇）被证明有抗炎、抗衰老甚至抗肿瘤的作用，但在人体内却效果甚微，因为它们很难在人体细胞里达到很高的浓度。又如，芬芬减肥药（Fenfluramine/Phentermine，Fen-Phen）似乎不会损伤动物心脏，却会损害人的心脏。再如，酒精在试管里能够杀死体外培养的癌细胞（抗癌），在人体内却可能会引发癌症（致癌）。

如果养生建立这些研究基础上，只见树木，不见森林，显然是不理智的。而政府和国际组织的公共卫生政策如果建立在这样的研究基础之上，可能就会导致全民的乃至世界性的灾难后果。

在历史上，西布曲明曾是全球流行的减肥药，得到美国、欧盟和中国等诸多国家药监部门的准许，后因发现会导致心脏病和脑卒中而被叫停。双对氯苯基三氯乙烷（Dichlorldip-henytrrichloroethane，DDT）曾被以美国为首的各国政府认定为安全的杀虫剂，甚至可以喷洒在儿童身上防蚊。在这种杀虫剂在全世界使用几十年后人们才发现它是持久性有机污染物（Persistent Organic Pollutants，POPs），从而将其取缔。甲醛在许多国家曾是合法的食品添加剂，后来人们发现其是第一类致癌物才将其禁止。

值得深思的营养学误区

因此，今天看似科学的诸多营养学建议，有的实际上是以讹传讹的伪科学。这包括接下来会提到的十大常见营养学误区，而这些只是九牛一毛而已。

胆固醇损害心血管吗？

我们首先为胆固醇平冤昭雪。

20世纪90年代初我在美国攻读博士学位的时候,正是美国流行低胆固醇饮食的时代,其领军人物就是我所在的明尼苏达大学的著名生理学教授安塞尔·凯斯(Ancel Keys)。那时,我认为胆固醇犹如心脑血管中的定时炸弹,避之唯恐不及。后来一度认为胆固醇有好坏之分:高密度胆固醇是好的,低密度胆固醇是坏的。

可最后我从人类学中发现,所有胆固醇都是动物和人类不可或缺的营养物质,食肉动物和人类祖先都是高胆固醇饮食摄入者。当狮子猎杀斑马后,往往先食其肝脏;如果不饿,它可能只吃肝脏。在旧石器时代,我们的祖先成为顶级食肉动物,每天摄入的胆固醇是现代人的2倍以上。

在美国时,我一天不敢吃2个以上的鸡蛋,只喝低脂牛奶,只吃植物油,完全不吃动物内脏,身体却总是病歪歪的。最近十多年来,我经常一次吃掉5~10个鸡蛋,时常一天吃掉一个羊肝,酷爱动物油和奶酪,身心却处于前所未有的最佳状态。

奇怪,胆固醇怎么没有对我的血管和心脏产生影响呢?其实越来越多的研究表明,这种担心不过是杞人忧天或者别有用心。

* * *

许志忠教授是加拿大多伦多大学医学院分子遗传学教授,他用自己的亲身实践和科学研究证明:胆固醇不坏,胆固醇是无辜的,胆固醇不是心血管病的元凶,我们全身都需要胆固醇[1]!

在我看来,胆固醇有害论或许是营养学史上最大的冤假错案。20世纪初,一位年轻的俄国学者给兔子喂食动物性食品,结果兔子血清胆固醇升高,出现了动脉粥样硬化。然而,这位年轻的科学家忘了:兔子是

---

[1] 参见许志忠、钟淑慧合著的《别再吃错了:主流饮食谬误大披露》(繁体中文版)。

食草动物，无法代谢含胆固醇的食物。

根据美国作者妮娜·普朗克（Nina Planck）提供的资料，后来在人体实验中，有研究人员蓄意使用经过高温氧化破坏的奶粉和鸡蛋粉，结果被试对象出现了动脉粥样硬化。是的，氧化胆固醇可以损坏心血管，但天然胆固醇不会。正如用生锈的铁锅炒菜可能会导致铁中毒而引发血色病，但用好铁锅炒菜通常是安全的。虽然吃鸡蛋粉可能造成动脉粥样硬化，但是哈佛大学威力特（Walter Willett）教授领导的研究小组也发现，吃新鲜鸡蛋有助于预防心脏病[①]。

研究表明，每天吃1个或几个鸡蛋的人，得心脏病的风险比1周只吃1个鸡蛋的人要低。即使每天吃10个以上鸡蛋，血清胆固醇可能依然正常，不会出现动脉粥样硬化。国际权威刊物《新英格兰医学杂志》于1991年报道过这样一个案例：一位88岁的男性老人每天吃25个鸡蛋，连续吃了15年以上，总胆固醇水平一直正常。研究人员发现，他只吸收食物中18%的胆固醇，身体制造的胆固醇也比一般人少。

与兔子不同，人体有代谢天然胆固醇的能力，健康人能够把多余的胆固醇自动排出体外。而当体内的胆固醇不足时，包括肝细胞在内的人体的大部分细胞会合成胆固醇。现代人体内的胆固醇70%以上来源于自身合成，食物直接提供的胆固醇只占很少一部分。当食物提供的胆固醇增加时，体内合成的胆固醇就会自动减少，以保持体内的胆固醇维持在一个稳定水平。

* * *

可以说，没有胆固醇，就没有动物和人类。

---

① 参见妮娜·普朗克的著作《吃好不求医》（简体中文版）等。

胆固醇是一种蜡状的物质，营养学家称其为类脂（类似脂肪），其熔点接近150℃，是细胞膜的组成成分。正是因为皮肤中的胆固醇，我们的身体才不会出现裂缝和漏水，能够经受住风吹、日晒或雨淋。在动物和人体内，胆固醇不仅用于构建细胞膜，还参与激素、维生素和胆汁酸的合成，运载免疫分子和脂溶性抗氧化剂。它们具有的不可或缺的作用包括但不限于以下方面：

● 没有胆固醇，就没有肾上腺皮质醇、醛固酮，身体就不能有效应激、储存盐分和水分。

● 没有胆固醇，就没有性激素，世界将没有爱情和生育。

● 没有胆固醇，人体将无法合成维生素D，钙质就不能形成骨骼，我们不可能直立行走。

● 没有胆固醇，肝脏无法制造胆汁酸，人类将无法消化脂肪。

● 没有胆固醇，动物细胞膜无法成形，地球上就不会有动物和人类。

● 没有胆固醇，就没有高密度脂蛋白（HDL）颗粒和低密度脂蛋白（LDL）颗粒，它们由胆固醇、甘油三酯、磷脂和蛋白质（载脂蛋白）组成，都具有重要的免疫、抗炎和抗氧化功能。

目前的胆固醇体检指标包括总胆固醇、LDL胆固醇和HDL胆固醇。但严格说来，LDL胆固醇的说法并不科学，应该改为"LDL颗粒"。因为LDL不仅携带胆固醇，也携带甘油三酯、磷脂以及蛋白质等物质。另外，医生告诉你的所谓的LDL胆固醇，实际上并不是测量出来的，而是推算出来的。这种算法假定总胆固醇等于HDL、LDL和VLDL（极低密度脂蛋白）之和，而VLDL为甘油三酯的1/5（旧制）或1/2.2（新制），但这忽略了UDL（乳糜微粒）和IDL（中密度胆固醇），并且是有条件的，可以产生很大误差，更无法反映LDL颗粒大小。具体计算公式和成立条件如下（新制）：

LDL = 总胆固醇－HDL－甘油三酯/2.2，甘油三酯 < 4.5mmol/L

具体而言，HDL颗粒外层主要由载脂蛋白A_1包裹，可运载24种免疫分子，而LDL颗粒外层主要由载脂蛋白B包裹，发挥着哨兵的作用。HDL颗粒帮助清除血管毒素，LDL颗粒运载脂溶性抗氧化剂，如胡萝卜素、维生素A和维生素E。HDL颗粒具有强大的抗炎功能，是心脑血管健康的一个金指标。因此，HDL颗粒中的胆固醇（HDL-C）被誉为"好胆固醇"，一般情况下，水平越高越好。

不幸的是，LDL颗粒中的胆固醇（LDL-C）却被戴上了一顶"坏胆固醇"的帽子，这是不公平的。除了具有免疫、抗炎和抗氧化功能，LDL胆固醇还用于制造性激素、维生素D、胆汁酸和细胞膜，并且可以修补创伤和血管漏洞，堪称"防水创可贴"。临床观察表明，动脉粥样硬化损伤越严重，周围的LDL胆固醇就会越多，但这是动脉粥样硬化的结果而非原因。正如妮娜·普朗克所说，就像你在起火现场总是看到消防员，但他们是来救火的而非纵火犯。

你是否想过，为什么猪脑、羊肝和鸡蛋黄里的胆固醇最多？为什么人体内的胆固醇集中分布在大脑、肝脏和卵巢等关键部位（人脑重量占体重的2%，脑中的胆固醇却占身体总胆固醇的25%）？这是因为一旦胆固醇不足，大脑和肝脏等重要器官就不能正常运转，长此以往，可能导致抑郁、自杀、暴力、脑卒中、各种炎症反应、不孕不育和癌症等。举例来说，当体内胆固醇水平过低时，脑细胞里血清素的受体就会减少。而血清素参与对食欲、性欲、睡眠和情绪的调控。包括"挪威HUNT2研究"在内的多项研究表明，胆固醇水平高的老年人比胆固醇水平低的老年人更健康长寿。

英国著名心血管专科医生马尔科姆·肯德里克（Malcolm Kendrick）在 *The Great Cholesterol Con* 一书中指出，大量研究结果显示，越是吃高饱和脂肪酸、高胆固醇饮食，心脑血管疾病的发病率越低，总死亡率也越低。

另外，越来越多的研究发现，低胆固醇水平可能会增加患癌风险，而高胆固醇水平则有利于抗癌。国际顶级学术期刊《自然》于2016年3月17日在线报道，通过提高T细胞中的胆固醇水平，中国科学院上海生命科学研究院的科学家有效控制了小鼠的皮肤癌和肺癌。

* * *

敌视胆固醇无疑会增加降胆固醇药物厂家和开处方医生的收入，但对你我的心血管和身体可能只有坏处而没有好处。

不过值得高兴的是，美国人终于有了迷途知返的迹象。2013年，美国心脏病学会（ACC）和美国心脏协会（AHA）联合颁布新版"成人降胆固醇治疗降低动脉粥样硬化性心血管疾病（ASCVD）风险指南"。该指南认为目前没有证据支持为不同人群制定相应的LDL胆固醇和非HDL胆固醇治疗目标，因此放弃了降低胆固醇的目标。2015年，美国、新加坡等发达国家和地区开始改革膳食指南，决定取消对胆固醇摄入量的限制。尽管美国膳食指南咨询委员会依然坚持胆固醇不是"好东西"，但已经承认摄入含胆固醇的饮食与心血管疾病无关。而多年以前，英国和加拿大等发达国家已经撤销了对饮食中胆固醇的限制。

需要指出的是，早在10多年前，我就建议取消对胆固醇的歧视和限制（详见西木和金玮教授合著的《营养革命》）。

动物油和饱和脂肪酸有害吗？

胆固醇的冤案也牵连了其直系亲属——脂肪家族，这些年来人们"谈脂色变"，特别是恐惧动物油及其中的饱和脂肪酸。

我曾经一度认为动物油和饱和脂肪酸有害，而植物油和不饱和脂肪酸有益。最后却从人类学中发现，动物油和饱和脂肪酸是最健康的，植物油（特别是植物黄油）才是最危险的脂肪。因为人类食用动物脂肪的历史有数百万年,并且得以进化;而我们大量食用植物油的时间只有几十年,并且变得百病缠身(详见下文)。

我所走过的弯路,正是整个营养学界所走过的弯路。近二十多年来,威力特(Walter Willett)教授一直是哈佛大学的首席营养学家,他最初推荐低脂饮食,后来建议避免饱和脂肪酸,如今只告诫人们小心反式脂肪酸等少数人工加工的有害脂肪。威力特教授坦言,他过去的建议是错误的。

为了解除脂肪恐惧症,我们得先做一下科普:脂肪的学名叫甘油三酯,由一分子甘油和三分子脂肪酸组成。脂肪酸分为:
- 饱和脂肪酸,如动物油、棕榈油和椰子油的主要成分硬脂酸、棕榈酸、月桂酸。
- 单不饱和脂肪酸,如橄榄油和山茶油的主要成分油酸。
- 多不饱和脂肪酸,其又分为Ω-3脂肪酸[如亚麻子油和鱼油的主要成分亚麻酸、二十碳五烯酸(EPA)和二十二碳六烯酸(DHA)]和Ω-6脂肪酸[如大豆油、玉米油和葵花子油等普通植物油的主要成分亚油酸;月见草油的主要成分之一γ-亚麻酸(GLA);动物油的成分之一花生四烯酸(AA或ARA)]。

其中,动物油等饱和脂肪酸被大多数医生和营养师视为头号敌人,认为会升高胆固醇,增加血脂,堵塞血管。然而,真理往往掌握在少数人手里。

没错,以动物性食品为主的饮食或饱和脂肪酸的确会升高胆固醇,但主要提升HDL胆固醇,从而促进而非破坏心血管健康。与此同时,饱和脂肪酸会使更多极低密度脂蛋白(VLDL)的颗粒变得更大、更轻,形成直径大于25.5纳米的LDL颗粒——A型LDL颗粒,以防止其被氧化或糖化,由此进一步保护心血管。美国加州大学伯克利分校的罗纳德·克劳斯(Ronald Krauss)教授等人研究发现,大而轻的A型LDL颗粒没有问题(它们主要运载胆固醇,不容易被氧化或糖化),B型LDL颗粒(直径小于25.5纳米的小而密的LDL颗粒,它们主要运载甘油三酯,容易被氧化和糖化)的增加才预示心血管疾病风险的增加,而以碳水化合物为主的饮食会使B型LDL颗粒增加。

至于说动物油或饱和脂肪酸会增加血脂和堵塞血管，事实可能正好恰恰相反。在我直接或间接指导的肥胖或"三高"人群中，当增加肉食、减少主食后，几乎所有人的"三高"指标均得到改善，血清中的甘油三酯下降，HDL上升。

国外临床观察和实验表明，以动物性食品为主的饮食或饱和脂肪酸会降低血清中的甘油三酯。高脂血症的元凶是碳水化合物，特别是精制的糖和淀粉，它们是人类在进化过程中未曾吃过的加工食品，会造成脂代谢紊乱[①]。

在对22个国家进行的饱和脂肪酸与心脏病关系的研究中发现，增加饱和脂肪酸可以减少因心脏病死亡的人数。饮食中含饱和脂肪酸最多的国家，心脏病的死亡率最低。例如，挪威人和荷兰人的饮食中含有很多动物脂肪，但他们心脏病的发病率却很低。法国人饮食中含饱和脂肪酸最多，心脏病发病率却是欧洲国家中最低的。智利人饮食中含饱和脂肪酸很少，心脏病发病率反而很高。

联合国粮农组织的研究结果证实：动物实验和流行病学调查皆显示，低脂饮食可增加脑出血发生的风险。对于易患脑卒中和高血压的小鼠，高脂、高胆固醇饮食可降低它们的血压、降低脑卒中发生的风险。低脂和低动物蛋白饮食的人群，例如传统日本人，具有出血性脑卒中高发的倾向。在日本，胆固醇水平低下的人具有患脑卒中的高风险，特别是那些患有高血压的人。从20世纪50年代初开始，日本脑卒中发病率大幅度下降，而就在此期间，日本人脂肪摄入占总热量的比例从10%上升到了25%，且增加部分主要是动物脂肪。

---

① 参见阿特金斯的《新饮食习惯》（简体中文版）、威廉·戴维斯（William Davis）的 *Wheat Belly* 以及盖里·陶比斯的 *The Diet Delusion* 等著作。

一项发表在2004年《中风》(Stroke)杂志上的研究表明,在对3731名日本人追踪17年(1984~2001)后发现,与动物脂肪和胆固醇低摄入组相比,动物脂肪和胆固醇高摄入组发生脑梗死的风险减少了60%以上。在脂肪中,只有动物脂肪具有保护作用,植物油没有贡献。

目前国人脑卒中发病率全球第一,我们应当以日本为鉴!

* * *

从菲律宾到斯里兰卡,椰子油曾经是许多太平洋岛国的主要食用油,而椰子油中90%以上的脂肪酸都是饱和脂肪酸。斯里兰卡人数千年来都把椰子油作为脂肪摄取的主要来源,心脏病发病率全世界最低。

20世纪50年代,有研究人员给实验动物喂食氢化椰子油,结果受试动物出现高脂血症。这使椰子油从此沾上了坏名声,成为继动物油之后的另一替罪羊。但导致心脏病的真凶是加工椰子油中的人造氢化油。天然椰子油不仅无害而且有益,特别是其中的月桂酸,无需胆汁即可消化,与母乳脂肪成分类似[①]。

* * *

从热量来看,母乳的主要成分是脂肪(占54%),且主要是饱和脂肪酸。饱和脂肪酸是人体需求量最大的脂肪。在人体大部分细胞的脂肪组成中,饱和脂肪酸通常占75%~80%。在细胞线粒体里,饱和脂肪酸可以完全燃烧,直至分解为二氧化碳和水,不会留下任何毒素或垃圾。

我的考察研究表明,长寿之乡广西巴马的百岁老人过去以猪油为主要食用油,日本冲绳岛的百岁老人曾经也主要吃猪油,而那时他们都苗

---

① 参见妮娜·普朗克的著作《吃好不求医》(简体中文版)等。

条健康，几乎没有心血管疾病。猪油等动物脂肪不仅富含胆固醇和饱和脂肪酸，而且富含脂溶性维生素，包括维生素A、维生素D和维生素K，可以促进心血管、牙齿骨骼和整个身体的健康。

人类学告诉我们，数百万年以来，人类的祖先以狩猎为生，肉食、内脏和骨髓中的脂肪是热量的主要来源。人体完全适应对动物性食品的消化吸收，包括对天然胆固醇和饱和脂肪酸的代谢处理。在渔猎部落，肥胖、"三高"和糖尿病等代谢综合征几乎是不存在的，这些都从侧面说明了动物油和天然饱和脂肪酸是无辜的。心血管疾病是农业出现后的文明病，并在工业时代加速流行起来。人造饱和脂肪酸（氢化油或植物黄油）和精加工的多不饱和脂肪酸（如大豆油和玉米油）等可能要为此负责[①]。

现代研究发现，在动脉粥样斑块里，脂肪只占很少一部分，而且斑块的脂肪主要是多不饱和脂肪酸（超过50%），饱和脂肪酸只有1/4左右。饱和脂肪酸拥有最稳定的化学结构，最不容易被氧化破坏。不饱和脂肪酸，特别是多不饱和脂肪酸，则容易在加工和保存过程中被氧化破坏，从而酸败变质，进入人体后在血管中形成粥样斑块。

在我看来，如果把饱和脂肪酸比作不锈钢，那么不饱和脂肪酸就像容易生锈的铁。根据美国作者保罗·雅米内博士和S. 雅米内博士在 *Perfect Health Diet* 一书中提供的资料，实验表明，给小鼠喂食占总热量27.5%的酒精，吃玉米油（精加工的多不饱和脂肪酸）食物的小鼠出现了严重肝病，而喂食可可脂（饱和脂肪酸）食物的小鼠安然无恙。此外，动物体内细胞膜的饱和脂肪酸越多，其寿命一般越长。例如，大鼠

[①] 参见英国医学家T. L. 克理威（T. L. Cleave）的名著 *Saccharine Disease* 和美国营养学家阿尔特维斯·西莫普勒斯（Artemis P. Simopoulos）的著作《欧米伽膳食》（简体中文版）等。

通常活不到5年，而鸽子最多可以活35年左右。原来，鸽子体内细胞膜中的饱和脂肪酸比例远高于大鼠。

保罗·雅米内博士和S.雅米内博士得出结论说，天然饱和脂肪酸（如动物油和椰子油）是最安全的食用油，其次是单不饱和脂肪酸（如橄榄油或山茶油）。与多不饱和脂肪酸不同，饱和脂肪酸和单不饱和脂肪酸（特别是饱和脂肪酸）具有强大的抗氧化、抗微生物的能力，可以在常温下长期保存，耐高温而不易被氧化，进入体内后可延长细胞膜寿命，从而延长人的寿命。

目前，瑞典等部分西方国家已经率先调整膳食指导，鼓励人们食用高脂肪（包括饱和脂肪酸）、低碳水化合物的食品。2014年，瑞典卫生技术评估委员会已经承认，高脂饮食可以改善血糖水平，降低甘油三酯，升高HDL胆固醇。讽刺的是，瑞典曾经是世界上第一个推出膳食宝塔（高碳水化合物膳食结构）的国家。

大鱼大肉不健康吗？

城门失火，殃及池鱼。人们对脂肪和胆固醇恐惧的直接结果是排斥大鱼大肉，特别是敌视红肉——牛、羊和猪等哺乳动物的肉类，因为红肉富含饱和脂肪酸。

我过去也担心过大鱼大肉或许对心血管有害，特别是红肉，甚至怀疑其会致癌。然而，回顾人类的进化史我们不难发现，数百万年以来，人类与有蹄动物一起在稀树草原进化，红肉正是我们祖先的主食。如果吃红肉会破坏心血管，导致结肠癌，人类应当早已灭绝，岂能繁衍进化至今？

那么，谁是制造结肠癌的元凶呢？妮娜·普朗克在《吃好不求医》一书中指出，20世纪60年代，红肉导致癌症（尤其是结肠癌）的说法开始流行。然而，研究所用的是加工肉制品（如香肠、腊肉、火腿或肉类罐头），其中添加了防腐剂和发色剂亚硝酸盐。而亚硝酸盐有毒，摄入3克亚硝酸钠即可致死。在高温烹调时，亚硝酸盐与蛋白质结合生成致癌物——亚硝胺。

后来，欧美多项动物和人体实验证明，新鲜的红肉与癌症毫无关系。经过数十年对超过50万人的大规模流行病学调查，全球最大的营养学研究项目——欧洲癌症与营养前瞻性调查（EPIC）最后得出结论：鱼类对健康有益，红肉本身无害，加工肉制品则有害。

* * *

人类学家告诉我们，没有大鱼大肉，动物就不可能进化为人类。

人类从海洋里诞生，在淡水中进化，在陆地上成长。数百万年以来，我们的祖先是猎人和渔夫，以肉类和鱼类为主食。科学家发现，正是大鱼大肉中的浓缩营养，特别是多脂鱼、肥肉、内脏、骨髓以及动物脑里的脂肪，才使人类得以进化，肠道不断变小，脑容量不断扩大。人类的近亲黑猩猩也是猎手，捕食昆虫、小动物以及猴子、野猪和羚羊等。氮同位素检测表明，在旧石器时代晚期，人类是顶级的食肉动物，与狼相比有过之而无不及。

萧伯纳说过："我们不可能去除体内所有的脂肪，因为大脑主要是由脂肪构成的。没有大脑，你看起来或许还是人模人样，但你大概什么也做不了，除了竞选公职。"

恩格斯在《自然辩证法》里指出："肉类食物对脑髓具有深远影响，脑髓因此得到了比过去多得多的为本身的营养和发展所必需的材料。因此，它能够一代一代更迅速、更完善地发展起来。"

在1985年《新英格兰医学杂志》上发表的一篇开创性文章中，进化营养专家伊顿（Boyd Eaton）教授估计，在为期超过200万年的旧石器时代，人类平均每天吃788克左右的生肉，大约是今天美国人平均食肉量的4倍，摄入的胆固醇至少是今天的2倍以上。就在这段时期内，人类的脑容量扩大了3倍以上，在40万～50万年前脑容量达到与现代人相当的水平。而古人经常使用火是在30万～40万年前才开始的事情，火用于烹调的确切证据出现得更晚。直到大约25万年前，多地才经常出现灶台、泥锅、烤骨头和打火石。因此，人类学家的主流观点是，生肉和动物脂肪是人类大脑进化的阶梯，而不是熟食和烹调。

美国医生温斯顿·普莱斯（Weston A. Price）被誉为营养界的达尔文。20世纪初，他在考察了世界12个地区的上百个原始部落后，在其名著 *Nutrition and Physical Degeneration* ［《体质大崩溃：原始与现代饮食最重要的真相》（繁体中文版）］中得出结论：没有一个部落完全素食，完全依靠植物性食品不可能获得健康，食肉多的部落居民更加高大和强悍，海产品丰富的部落居民健康状况最棒。

* * *

无论你是否主张吃素，在饥饿或断食状态时，你都会不知不觉地成为"自食其肉"的食肉动物，而且吃的是生的红肉（因为人类是哺乳动物）。换言之，拒绝红肉无异于自欺欺人。

美国人类学家马文·哈里斯在《好吃：食物与文化之谜》（简体中文版）一书中指出，生肉（包括内脏）是全营养的顶级浓缩食物，含有人体需要的所有营养成分，且蛋白质、维生素和矿物质含量比素食高出数倍。其氨基酸比例与人体最接近，维生素和矿物质的吸收率也比素食高出数倍。例如，生肉含有人体所需的8种必需氨基酸，且接近营养学家描述的黄金比例。人体对肉类中B族维生素的吸收率约为谷物的4倍，锌的吸收率可高达5倍。

在分析美国农业部营养数据库后,哈佛大学化学家马特·拉隆德(Mat Lalonde)博士得出结论,在主要食物中,动物内脏的营养价值最高,其次是肉类(包括鱼肉类,特别是多脂鱼和贝类)。内脏的维生素和矿物质含量平均是肉类的5倍、蔬菜的10倍和粮食的20倍左右。如果考虑到吸收率,则差距会更大。

在野生鱼类和食草动物体内,Ω-3脂肪酸与Ω-6脂肪酸的比值平均接近1:1,一般不会超过1:4,与人体进化形成的需求相一致。其中,Ω-3脂肪酸是构成大脑的主要成分。不幸的是,如今饲养的动物通常以粮食为主食,同时喂食激素和抗生素,结果其体内的Ω-6脂肪酸与Ω-3脂肪酸之比高达14~20倍,且脂肪中可能有残留的毒素和致癌物。

鲜为人知的是,除了富含所有脂溶性维生素和B族维生素外,生肉也含有少量维生素C(内脏如肾上腺含有更多的维生素C)。而红肉之所以呈红色,是因为其中富含铁元素。其铁元素和左旋肉碱的含量是所有食物之最,以牛、羊肉的含量最高,人体的吸收率也最高。

肉类中唯一缺乏的物质是膳食纤维,但与流行的观点相反,膳食纤维可能并非人体不可或缺的营养物质。人体细胞根本无法利用膳食纤维,而人体肠道菌似乎不依赖膳食纤维,因为它们或许可以从肠道黏液中吸取营养。最新研究证实,婴儿肠道中的双歧杆菌可以消化肠道黏液,从中吸取黏蛋白——一种糖蛋白。这也可以解释为什么婴儿不需要摄入膳食纤维,人类和食肉动物能够完全以食肉为生。

* * *

《环球网》2015年5月13日报道过这样一个案例:美国一家人17年来仅食用肉类,而不摄入其他任何碳水化合物。1998年,夏琳·安德森(Charlene Anderson)患了莱姆病(Lyme,主要表现为脑炎等神经损伤），除红肉外，她吃任何食物都会产生强烈的不适感。她的丈夫乔·安德森（Joe Anderson）接受采访时说："这让我们非常惊讶，高脂的红肉向来被认为是非常不健康的食物，她却只能吃这个。"于是在接下来的几年里，安德森夫妇阅读了大量与高脂红肉相关的、鼓励肉类饮食的书籍和文章。最后，他们一家人成了完全肉食者。

如今，安德森一家食用各种肉类，但他们最爱的还是牛肉。乔一天能吃2~3磅（1磅约等于454克）牛肉，夏琳和他们的孩子则吃1~2磅。对于人们的质疑，乔建议大家也来尝试。他说："饿的时候就吃肉，渴的时候就喝水，这种饮食方式振奋人心，同时使人精力充沛。至少现在56岁的我比20岁时更灵敏、更有活力。"

难以置信吧，但不可否认这样的案例确实存在。当然，我的意图不是让读者只吃肉，而是解除大家对肉食的恐惧，更不要盲目吃素。

五谷为养是真的吗？

和绝大多数国人一样，本书的几位作者都是吃粮食长大的。我们自小认为，粮食是人类的天然食物，从来不会质疑它是否会对身体造成伤害。

当年我在美国留学时，常常买不到合身的衣服，因为西方人平均比东方人大一个号。而他们的主食是牛排、牛奶等动物性食品。那些在美国出生的，从小喝牛奶、吃牛排的华人后裔，也长得一代比一代高大。喜欢面食的我到美国后爱上了面包、汉堡、热狗、三明治、方便面、意大利面和比萨等，没想到几年后竟出现了肠易激综合征、皮肤过敏和慢性疲劳等健康问题。

这些健康问题持续近10年，寻医问药无果，且越来越严重，最终通过改变饮食才得以消除。在告别粮食及其制品几个月后，我的肠易激综合征等问题几乎烟消云散。于是，我开始探索粮食对人体的影响，结果大吃一惊。

我发现，粮食是鸟类的天然食物，但或许不大适合哺乳动物食用。因为鸟类有沙囊，可将种子磨碎。而大部分哺乳动物似乎缺乏直接消化粮食的器官，特别是对于干燥的、带壳的、未经加工的粮食种子，尤其是豆类（部分啮齿动物或许可以消化有些谷类，但它们似乎不能很好地消化豆类）。人类可能只能勉强消化加工、烹煮过的粮食，但这只发生在1万年前出现农业文明之后。而在祖先们开始烹食粮食以后，人类的身材变小，疾病增多，寿命缩短。

* * *

那么，老祖宗五谷为养的教诲呢？

今天，中国和全世界的营养学家都采用了美国政府和WHO提出的膳食指南和膳食宝塔，建议居民每天摄入热量的55%～75%来自碳水化合物，与五谷为养的主张如出一辙。

然而，自从20世纪70年代膳食指南问世以来，美国人胖了，全世界的人跟着胖；美国人病了，全世界的人跟着病；"三高"、糖尿病和心脑血管疾病逐渐在全球各个角落蔓延，五大洲无一幸免。这难道只是巧合吗？

从浙江余姚的河姆渡遗址来看，中国人在7 000年前开始种植水稻。大约在4 000多年前，我们从中东地区引入小麦。周朝后开始推广小麦，此后3 000年，米、面成为中国人餐桌上的主食。

换句话说，中国人把粮食作为主食只有大约3 000年的时间。而在长达近300万年的旧石器时代，先祖们以肉类为主食。从进化史的角度看，我们在99.9%的时间内主要依靠肉食，依赖粮食的时间只有0.1%。

美国科罗拉多州立大学罗伦·科登（Loren Cordain）教授在其著作

The Paleo Diet 中指出，从世界范围来看，农业的出现不过1万年；由于我们的基因基本没有改变——近4万年改变不到0.02%，人类无法适应突如其来的高碳水化合物饮食，健康状况从此开始恶化。

考古研究发现，人类1万年前开始在中东等地种植小麦等农作物。也是从这一时期开始，人类的身材缩小了30%以上，脑容量缩小了10%左右，而且还出现了营养不良、贫血、蛀牙、佝偻病、骨质疏松以及频繁感染，例如寄生虫病、疟疾、伤寒、梅毒、麻风、天花、结核病、肺炎、肝炎和脊髓灰质炎等（详见第三章"生命与健康源于自然"相关内容）。有学者怀疑，小麦也许是导致这种现象发生的重要原因。

* * *

最新研究也发现，吃五谷真的可能会生百病[①]。因为很多粮食含有诸多对动物和人体不利的天然物质。

动物可以通过战斗或逃跑来保卫自己，而植物只能通过生产毒素和大量繁殖来保护自己。粮食实际上就是草子，尽管草可以被动物吃掉，但种子必须保留下来。只有那些种子不会被动物吃光的谷物才可以存活下来，而这些谷物（例如小麦）通常高产，且含有对食草和杂食动物不利的成分。

北京协和医院变态（过敏）反应科主任尹佳团队通过对15年间该科门诊接诊的严重过敏反应病例进行了回顾性研究，论文发表在《中华临床免疫与变态反应杂志》上。结果表明，在诱发过敏性休克的原因中，食

---

① 参见美国医生戴维·珀尔玛特（David Perlmutter）的《谷物大脑》（简体中文版）、彼得·奥斯朋（Peter Osborne）的《无谷物饮食法》（繁体中文版）、威廉·戴维斯的 *Wheat Belly* 以及保罗·雅米内博士和S.雅米内博士的 *Perfect Health Diet* 等著作。

物诱因占77%，而在诱发过敏性休克的食物清单里，小麦占总诱因的37%，水果和蔬菜排第二，占20%，随后是豆类和花生占7%、坚果和种子占5%。从发病严重程度看，小麦诱发了57%的重度过敏反应，而水果蔬菜类倾向于轻、中度[①]。

我们吃的粮食主要包括两大类：谷类和豆类。常见的谷类包括小麦、大麦、燕麦、大米、小米、玉米和高粱等。根据美国神经学家戴维·珀尔玛特医生、功能医学专家彼得·奥斯朋医生、心血管专家威廉·戴维斯医生以及保罗·雅米内博士和S.雅米内博士等人提供的资料，这些谷类，特别是小麦含有麸质、阿片、凝集素和植酸等天然毒素或"反营养物质"（能阻止蛋白质等营养物质的吸收），可能至少有以下十二大危害，造成100多种疾病与健康问题。这些危害的大小和形式因人而异，有的是显性的或直接的，例如面食导致的乳糜泻；有的则是隐性的或间接的，例如麦制品引发的精神分裂症。

● 麸质（英文Gluten，包括面粉里的面筋）可刺激肠道分泌一种叫作"连蛋白"（Zonulin）的物质，能瓦解肠道的紧密连接，使肠道绒毛减少，沟穴变浅，面积缩小。凝集素可破坏肠黏膜，与麸质一起共同造成肠道渗漏，引发乳糜泻和其他肠道疾病。

● 凝集素可刺激胃酸分泌，使幽门螺杆菌过度生长，引发胃病。

● 麸质和凝集素可干扰自身免疫系统，引发过敏、甲状腺疾病、1型糖尿病、类风湿性关节炎或系统性红斑狼疮等自身免疫性疾病。

● 凝集素可以模仿胰岛素，导致瘦素抵抗和胰岛素抵抗，而小麦等谷物还可刺激食欲，从而引发肥胖（特别是"小麦肚"）和2型糖尿病。

● 凝集素可与免疫球蛋白A结合，引发免疫球蛋白A肾病。

● 麦制品可引发痤疮、粉刺、青春痘、疱疹、牛皮癣、白癜风、口腔溃疡或者

---

① 参见尹佳等发表在《中华临床免疫与变态反应杂志》2016年03期上《中国人群1952次严重过敏反应回顾性研究：临床特点、诱因及治疗》一文。

脱发（特别是斑秃），而以玉米为主食可造成糙皮病。

● 以麦类为主食可诱发驼背、软骨病、骨质疏松或关节炎以及牙菌斑，造成肌肉和骨骼疼痛。实验表明，每天摄入20克小麦麸皮即可使维生素D流失加快43%。另外，植酸可干扰钙和其他矿物质吸收。除了影响骨骼和肌肉，缺乏维生素D还容易频繁感染，患自身免疫性疾病或心脑血管疾病甚至癌症。

● 凝集素可能使器官萎缩，特别是造成胸腺萎缩，使免疫抵抗力下降，患癌风险增加。

● 麸质抗体可能"攻击"心脏，凝集素还可能促进血栓形成，从而共同引发心脏病。

● 小麦等谷物中的麸质和阿片会增加患癌风险，特别是淋巴瘤和消化道肿瘤。

● 一项中国研究表明，以麦制品为主食的人群较易早逝，特别是死于心源性疾病。

● 一项日本研究表明，以米饭为主食的儿童，其大脑中有几处灰质区域更大，智商比以麦类为主食的儿童高3%～4%。其他研究表明，小麦等谷物中的阿片类似鸦片，可导致上瘾甚至精神分裂症。麸质还可能损伤小脑、大脑细胞或周围神经，引发眩晕、耳鸣、偏头痛、手脚麻木、抑郁症、自闭症、多动症、癫痫或运动障碍以及学习困难等。

看到这些结论，你或许不敢相信自己的眼睛，很难想象这么多疾病，包括精神分裂症，会与面食有关。而彼得·奥斯朋医生指出，在50年前精神分裂症又被叫作"面包疯狂症"，因为许多病人停食小麦制品后，症状通常就会消失。

保罗·雅米内博士、S.雅米内博士以及威廉·戴维斯医生等人得出的结论是：在谷类里，相对来说，米比面安全，大米最安全，小麦最危险，特别是现代矮种小麦。现代小麦依赖化肥（尤其是氮肥），淀粉含量平均高达70%，且其淀粉中75%为支链淀粉A（最易使血糖升高）。蛋白质和膳食纤维含量各占10%～15%，而古代小麦（如二粒小麦）蛋白质含量高达28%以上。

古代小麦（如单粒小麦）只有14个染色体（A基因组），而现代小麦拥有42个染色体（包括A、B、D基因组），可以编码最多的麸质种类。其中，由位于D基因组的基因编码的麸质最容易造成乳糜泻，而D基因组正是现代育种和基因改造的重点。尽管现代小麦中只含10%～15%的蛋白质，但其蛋白质中80%的成分为麸质。麸质主要包含醇溶蛋白和麦谷蛋白两大家族，前者毒性更大。今日谷物中的麸质约为19世纪初老品种的40倍，与之平行增长的是乳糜泻疾病，在过去50年增长了4倍左右。

根据美国《新闻周刊》2013年12月的报道，科学家发现，包括醇溶蛋白和麦谷蛋白家族在内，现代小麦估计可以产生超过23 000种蛋白质，而这其中的任何一种都可能引发潜在的、破坏性的炎症反应，特别是一种名为麦胚凝集素（WGA）的蛋白质。WGA易与糖结合，尤其喜欢绑定N-乙酰氨基葡萄糖，它存在于人体的结缔组织中，包括肌腱、关节软骨、消化道和血管等。因此，WGA可以对人类产生广泛的破坏作用，其危害与麸质相比有过之而无不及。而令人更加担忧的是，现代育种对小麦的基因改造正在不断增加WGA含量。

现代麦制品不仅具有天然毒素或反营养物质，而且可能含有化学添加剂及其衍生物。例如，用二氧化氯漂白面粉，二氧化氯会与面粉中的蛋白质结合形成四氧嘧啶。而大鼠实验表明，四氧嘧啶可以破坏胰岛，引发糖尿病。

* * *

常见的豆类有大豆、绿豆、豌豆、赤豆、扁豆、蚕豆、刀豆、四季豆和花生豆等。根据保罗·雅米内博士和S. 雅米内博士等人提供的资料，豆类的毒性与谷类相似，可能至少有如下"七宗罪"。

● 生豆的部分成分可以导致中毒，甚至死亡，特别是大豆和四季豆。
● 豆类中的凝集素可阻挠胃酸产生，诱发肠道不成熟细胞和大肠杆菌过度生长，造成肠道渗漏、消化不良、胃食管反流以及腹泻、腹胀。

- 豆类中的酶抑制剂可能阻碍发育，使胰腺增生，肝脏萎缩。
- 豆类富含植物固醇，可能使部分基因缺陷者产生植物固醇血症，出现心脏、肝脏或筋腱组织损伤。
- 豆制品可能诱发或加重过敏性鼻炎。
- 豆类中的部分毒素不会因浸泡或加热而消除，例如刀豆氨酸，它存在于刀豆、蚕豆以及苜蓿胚芽里。它不是人体蛋白质的组成部分，却会模仿精氨酸，进入人体蛋白质并占据精氨酸的位置。这会妨碍一氧化氮的合成、氨的代谢和生育的过程，诱发自身免疫性疾病，如系统性红斑狼疮。
- 以大豆为主食可能诱发性腺机能衰退、勃起功能障碍和子宫肌瘤，特别是食用转基因大豆制品。我认为，大豆中的天然毒素和人工转基因成分可能有影响，但元凶很可能是转基因大豆种植过程中成倍使用的除草剂残留物，例如草甘膦。

与谷类相似，豆类危害的大小和形式因人而异，有的是显性的或直接的，例如豆类会导致腹胀；有的则是隐性的或间接的，例如大豆制品会引发性功能下降。需要指出的是，加热烹制可以减少粮食中的毒素或反营养物质，但也不能完全清除，特别是豆类。一项发表在1987年《食品化学》(*Food Chemistry*)上的试验表明，即使先经过浸泡，煮熟后豌豆中的植酸只能减少到原先的82%，扁豆中的植酸只能减少到原先的76%。

* * *

那么，我们从此要告别五谷吗？当然不是。粮食可以适当吃，特别是含麸质较少的谷物，如大米、小米、豌豆、绿豆、燕麦或荞麦。根据彼得·奥斯朋医生提供的资料，小麦麸质占总蛋白质的69%，大麦麸质占46%～52%，燕麦麸质占12%～16%，大米麸质占5%，小米麸质占40%，玉米麸质占55%。不过，你最好先将它们浸泡、发芽或发酵。例如，你可以把面粉用酵母充分发酵后做成馒头或包子，把大豆变成豆芽、豆豉、豆瓣酱、豆腐乳、纳豆或酱油。发芽或发酵可以大幅度减少粮食中的毒素（如植酸和凝集素），并生成大量酵素和维生素（如B族维生素、维生素C或维生素K），且吸收率更高。

但麸质或面筋依然是一个问题，即使是经过发芽或发酵的面包、馒头或包子等面食，你也需要控制食用甚至完全避免，特别是如果你对麸质过敏或者不耐受。我的经验是，你可以用米制品来代替麦制品，例如用米粉代替面条，用米糕代替馒头，用广东粉果代替饺子或包子。

植物油对人体无害吗？

谷类和豆类含有天然毒素，那么用它们榨出的植物油对人体有害吗？

除新鲜、冷榨、粗制、玻璃瓶装的椰子油、棕榈（核）油、可可脂、橄榄油或山茶油等木本植物油外，市面上的大多数草本植物油都可能含有化学毒素和反营养物质，Ω-3脂肪酸不足而Ω-6脂肪酸过剩（亚麻子油等例外），极易氧化变质，包括玉米油、大豆油、花生油、菜籽油、葵花子油、芥花子油和红花油等。

与国内营养学界依然流行（但已过时）的观点相反，国外的最新研究表明，这些草本植物油不是想象中的健康天使，而可能是致病魔鬼，特别是那些经过精加工的、装在塑料桶里的普通植物油[1]。

美国基因、营养和健康中心主席阿尔特弥斯·西莫普勒斯在《欧米伽膳食》一书中指出，研究发现，上述草本植物油的主要成分是亚油酸，一种Ω-6脂肪酸。而越来越多的研究表明，Ω-6脂肪酸（特别是植物来源的亚油酸）过剩可能要为日益增加的肥胖、糖尿病、心脏病、肝病、抑郁症、自身免疫性疾病、过敏和癌症等负责。

---

[1] 参见保罗·雅米内博士和S. 雅米内博士的著作 *Perfect Health Diet* 等。

无论Ω-3脂肪酸还是Ω-6脂肪酸，它们都很容易被空气、光照和高温氧化破坏。被氧化的多不饱和脂肪酸会产生醛类等有害物质，进入人体后可能导致基因变异、脂肪氧化、蛋白质变性、线粒体受损。长期大量摄入被氧化的多不饱和脂肪酸会增加色斑或老年斑，造成肝脏损伤、动脉粥样硬化或脑部出血，特别是在与酒精同时食用时。而市面货架上的植物油可能已经被氧化了，尤其是那些经过高温提炼的色拉油。

以玉米油和大豆油为例。如今它们大多是用"六号轻汽油"（主要成分为正己烷）萃取的，前后经过高温烹调（平均120℃）和超高温（240～270℃）脱臭等精炼处理，添加合成抗氧化剂（BHA、BHT或TB-HQ），然后装到透明塑料桶里（通常含塑化剂），以"健康食用油"的形式出现在超市货架上。

在高温加工过程中，植物油中的多不饱和脂肪酸会发生氧化、氢化或聚合反应。当温度超过70℃时，Ω-3脂肪酸就开始氧化变质；到150℃时致癌物苯并芘可能形成；氢化油在160℃左右时开始产生，在200℃时大量形成，到220℃以上呈指数增长。在未经处理的大豆油中，亚麻酸（为Ω-3脂肪酸）的含量可以达到8.5%，但在经过部分氢化后，亚麻酸会下降到3%以下。

植物氢化油是一种人工反式脂肪酸，在自然界一般不存在，进入人体后会沉积在肝脏、心脏和血管等组织里，并使之钙化。它会使HDL下降、血小板增多、细胞保留过多钙、破坏细胞膜功能，产生代谢障碍，干扰酶、免疫、生殖和心血管等系统。1957年，美国生物科学家弗莱德·库默罗（Fred Kummerow）博士就开始撰文批判人工反式脂肪酸，矛头指向伤害心血管的植物油。但直到2015年，美国食品药品监督管理局（FDA）才决定取缔反式脂肪酸。库默罗博士自己喜欢吃牛排，天天吃牛油煎鸡蛋，在100岁时继续工作，依然有自己的实验室。

最初于20世纪初大规模生产氢化油（植物黄油）的是制造日化产品的宝洁公司，如今在见证了一个世纪以来的大量心脏病悲剧后，西方国家相继禁止在食品中使用氢化油。而我们国家则继续对人工反式脂肪酸"开绿灯"（只要求食品厂家标明含量，但并不限制使用），大部分国人尚不知氢化油为何物，许多同胞正在重蹈我在美国生活时的覆辙，依然津津有味地吃着沙拉酱，搅拌着咖啡伴侣，在面包上涂上植物黄油。

在高温加工和精炼过程中，植物油中的维生素和抗氧化剂等营养成分损失殆尽，许多高分子有机聚合物却在高温、高压过程中生成，其性质与橡胶或塑料类似。这样加工包装的植物油通常只是提供热量，又可能夹杂着轻汽油、添加剂、氢化油、聚合物、苯系物以及塑化剂残留等有害化学品，你说它们到底是食用油还是只是工业用油[1]？

此外，玉米油、大豆油和花生油等容易发生霉变，产生致癌物黄曲霉毒素。这些植物油还含有谷类或豆类中的天然毒素或反营养物质，如凝集素和植酸等，可能会干扰人体的吸收、代谢过程，甚至扰乱自身免疫系统。

根据保罗·雅米内博士和S. 雅米内博士在 *Perfect Health Diet* 一书中提供的资料，实验发现，如果恒河猴摄入的脂肪热量中有40%来源于花生油，16个月后所有恒河猴出现动脉粥样硬化，其中1/3患心脏病。另一项实验（Rose Corn Oil Study）表明，人类食用玉米油的死亡率比食用动物油时竟高出364%。波士顿儿童医院的实验显示，大豆油可以造成小鼠肝损伤，当把肠外营养中的大豆油换成鱼油后，肠道畸形儿童的死亡率或肝移植比率从37%大幅度下降到9%。

---

[1] 参见加拿大尤多·伊拉斯姆斯（Udo Erasmus）博士的著作 *Fats That Heal, Fats That Kill* 等。

另外，美国医生克里斯·克雷梭（Chris Kresser）在 Your Personal Paleo Code 一书中指出，一项研究证实，与对照组相比，在饮食中增加亚油酸和减少饱和脂肪酸摄入的病人，死于心脏病和其他所有疾病的风险更高，尽管他们血清中的LDL和总胆固醇都下降了。

而洛杉矶退伍军人膳食研究表明，食用植物油（玉米油）的实验组的癌症死亡率是食用动物油（牛油）的对照组的近2倍，前者食用的多不饱和脂肪酸是后者的4倍，胆固醇则是后者的一半[①]。

* * *

保罗·雅米内博士和S.雅米内博士等人得出的结论是：如果说动物脂肪自古就是人类的"缔造者和守护神"，那么大量的精加工植物油则可能是我们厨房里新招来的"魔鬼和瘟神"。这与我从人类学中得到的结论不谋而合。

人类食用动物脂肪的历史长达数百万年，并且由此得以进化。我们食用植物油的历史只有数千年，食用精加工植物油始于19世纪初，大量推广是在20世纪70年代，这部分归因于当时掀起的风风火火的低胆固醇风潮。

我们中国人在先秦时期一直吃动物脂肪，从汉代才开始食用植物油，可能包括麻油、菜籽油和胡麻油（亚麻子油）等，但数量有限（仍以动物油为主），且都是粗制的。国人大量食用精加工植物油是最近30多年的事情，到今天我们几乎全面依赖植物油，基本上放弃了动物油。

然而，我担心这种改变可能是对遗传基因的挑战，是对饮食传统的背叛，可能是极其危险的错误选择。

---

① 参见许志忠和钟淑慧合著的《别再吃错了：主流饮食谬误大披露》。

植物油中的脂肪酸碳链上通常最多含有18个碳原子（如油酸、亚油酸和亚麻酸），而动物油中的脂肪酸碳链上往往含有20或22个碳原子（如ARA、EPA、DHA）。其中，DHA是人类大脑、视网膜和精子中脂肪的主要成分。在摄入植物油后，人体需要酶将短链（18碳）脂肪酸转化为长链（20或22碳）脂肪酸才能储存利用。但和猫科动物一样，人类体内似乎缺乏这类酶或其转化作用有限（如将亚麻酸转化为DHA），所以需要直接食用动物油，这在那些曾经世代生活在高纬度地区的北方渔猎民族身上显得尤为突出[①]。

当然，我们今天也没有必要完全摒弃植物油。这是因为，一方面，如今饲养的动物油通常含有激素和抗生素残留，植物油则没有这些隐患。另一方面，由于其呈固态并具有腥味，动物油不大适合凉拌，而液态且无腥味的植物油则很适合凉拌。你可以同时吃动物油和植物油，例如用动物油炒菜，用植物油凉拌，但应该以动物油为主。

鸡蛋不能生吃吗？

在我们的认知里，鸡蛋不能生吃，否则你可能会感染沙门菌，甚至禽流感，出现消化不良，产生生物素缺乏症。从预防、控制疾病的角度来说，这样的观点似乎无可厚非，但在日常生活中，我们需不需要如此紧张？

早在近2 000年前，医圣张仲景就在《伤寒论》里介绍用"黄连阿胶鸡子黄汤"治疗失眠等病。而医圣所说的"鸡子黄"，正是指生鸡蛋黄。今天，民间仍然流传用"醋蛋液"帮助治疗心脑血管疾病、消化系统疾

[①] 参见日本医生崎谷博征博士的著作《原始人饮食法：吃基因最需要的食物》（繁体中文版）等。

病、风湿病和失眠等常见病，用的是整个生鸡蛋。另外，香港人吃的单面煎蛋的蛋黄是流动的，新加坡人吃的滚水蛋是半生的，而日本料理和韩国料理师傅也直接用生鸡蛋拌生山药、生牛肉或生牛肝。

据说好莱坞明星史泰龙每次吃5个生鸡蛋，中国大力士龙武每天吃5千克牛肉、20个鸡蛋，其中2千克牛肉、10个鸡蛋生吃。我也经常一次吃2~10个生鸡蛋，至今已经超过10年。

因此，"生吃鸡蛋带来的后果"并不如我们想象的那样可怕。

* * *

首先，我们需要解除对生鸡蛋带菌或病毒的恐惧。其实，新鲜的鸡蛋一般没有沙门菌，特别是放养的、健康的鸡下的蛋。如果鸡蛋不新鲜，它会携带多种细菌微生物，煮鸡蛋可以杀死沙门菌和大肠杆菌，但无法消灭带有芽孢的细菌，除非你拿医用高压锅或工业高压锅在120℃以上的沸水中煮30分钟。

退一步来讲，即使鸡蛋带有少量细菌，在正常情况下你的胃酸会将其剿灭。哪怕部分微生物进入肠道，它们也未必有害。只要肠道菌群的平衡不被打破，你的身体将立于不败之地。从肠易激综合征消失后到今天，我没有因为吃生鸡蛋拉过一次肚子。实际上，中药里的百草丹就是羊粪，五灵脂是鼠粪，人中黄里有人粪，现代更有一种粪菌移植疗法。

至于禽流感病毒，它们不过是一种微生物。我迄今没有看到禽流感病毒能够导致人患禽流感的任何实证研究，只是在部分患流感的人身上发现了禽流感病毒这种微生物而已，这与携带禽流感病毒就会得"禽流感"完全是两码事。换句话说，你可以携带禽流感病毒却安然无恙，完全没有流感症状。

我曾经天天消毒，只吃100%熟的鸡蛋，却几乎月月小伤风，年年重感冒，流感季节每每中招。最近10多年来我从不消毒，几乎天天吃生鸡蛋，偶尔还喝生鸡血，却基本上告别了感冒，更没有得过一次流感。

在我眼里，真正可怕的不是细菌或病毒，而是鸡蛋腐败变质或被化学污染。但变质或被污染的鸡蛋，生吃和熟吃都不利于健康，且熟吃的风险可能更大。因为加热和调味会掩盖鸡蛋的品质，而生吃则容易发现问题；熟吃后进入体内的毒素容易累积起来，而生吃后则容易排泄出去。

* * *

接下来，我们看生鸡蛋和熟鸡蛋到底哪个更容易消化。我曾经做过亲身试验，一次吃进并消化10个生鸡蛋非常轻松，但换成10个熟鸡蛋可是个不小的挑战。为什么呢？原来，生鸡蛋可以完全溶于水，而熟鸡蛋根本不能水解。试问，是可水解的东西容易消化，还是不能水解的东西容易消化？

生鸡蛋富含多种活性酶和卵磷脂，可使蛋清里的蛋白质水解，蛋黄里的脂肪乳化，进而水乳交融。一旦温度超过55℃，蛋白质将永久变性，酶就会彻底失去活性，蛋清变得凝固而难溶于水。当温度达到70℃时，蛋黄里的Ω-3脂肪酸开始分解破坏，进一步的高温还可能导致其中的叶酸被分解破坏，胆固醇发生氧化。

最后，我们来破除吃生鸡蛋造成生物素缺乏症的迷信。营养学界流传着这样一个故事：一个年轻人吃了很多生蛋清，结果出现贫血、恶心、厌食症和肌肉疼痛，皮肤变得像鱼鳞般粗糙，面色如纸一样发白。营养学家解释说，这是因为生蛋清里有一种抗生物素蛋白，会阻止生物素的吸收，吃生鸡蛋会造成生物素缺乏症。

据我所知，这不过是一桩没有出处的逸闻趣事，营养学家却拿它来说事、做文章和下结论。纵然这个故事是真实的，也只是一个个案，可能与个人体质有关，不能推广到普通人群。直至今天，我还没有看到这方面的任何对照实验，哪怕是小样本的实验。

另外，故事里的年轻人只吃生蛋清，不吃生蛋黄，而生蛋黄富含生物素！因此，尽管吃大量生蛋清可能造成生物素缺乏症，甚至可能损伤肾脏，但吃整个生鸡蛋可以完全没有问题。

我认为，整个生鸡蛋不仅安全，而且营养丰富，可以帮助治病和防病。生蛋清是蛋白质宝库，含有人体所有必需氨基酸，且具有"黄金比例"。而生蛋黄富含生物素、卵磷脂、胆固醇和Ω-3脂肪酸，还有丰富的维生素A、B族维生素、维生素D和维生素E等营养物质。而且生鸡蛋可以孵化出小鸡，含有哺育生命的全部营养成分。

* * *

在发明陶器和烹调技术以前，我们的祖先一直在生吃采集到的鸟蛋，而陶器用于烹调始于1万年前左右，推广使用则不到5000年。古人吃生蛋的历史已超过200万年，如果吃生鸡蛋有非常严重的后果，那么这么多生鸡的吃法就不会流传下来了。

在今天，如果你不习惯吃全生蛋也没关系，你可以吃半生蛋，例如溏心煮蛋、单面煎蛋或滚水蛋，它们既营养又美味。倘若你只是不喜欢生蛋的腥味，可以加少许醋或蜂蜜，我的最爱是生鸡蛋拌甜酒酿。

肉类生吃危险吗？

大部分人会觉得吃生肉是一件匪夷所思的事情，他们认为吃生肉非常危险。因为在一般人的认知里，生肉携带细菌，而且可能藏有寄生虫或者虫卵，会让人染病。

我曾对这种观点深信不疑，加上那时经常腹泻，所以视生肉、生血为洪水猛兽。我曾经一度需要两双筷子吃火锅，一双用来夹熟食，另一双用来夹生食，生怕生肉或生血"污染"了熟食，所有动物性食品必须彻底煮熟后才敢吃。

但是我心里常常有疑惑：西方人热爱带血丝的牛肉，日本人钟情生鱼片，韩国人和蒙古人有的吃生牛肝。而东非的马赛人直接喝生血和生牛奶，传统的因纽特人则几乎全面生吃，包括海鱼、海豹、驯鹿和北极熊等动物的肉、血及内脏。在印第安语言里，"爱斯基摩"一词的意思就是"吃生肉的人"。

其结果呢？西方人比我们长得高大，日本人比我们活得长寿，而韩国人踢足球比我们棒。蒙古人骁勇善战，曾经征服世界。马赛人高大威猛，成年男子可以手刃狮子。至于传统的因纽特人，他们曾经体魄健康，成年男子每只手可以提45千克的重物，许多人活到100岁以上，90多岁时依然可以打猎。如果吃生肉如此危险的话，这些国家的人为什么能心安理得地接受生食？

后来，我开始吃生鱼片，接着吃带血丝的牛肉，最后干脆直接吃生牛肉。我惊奇地发现吃生肉并不可怕，相反，生肉非常柔嫩爽滑，例如三文鱼或牛里脊。习惯吃生肉后，你会觉得熟肉太硬太干，甚至像木材一样，很难下咽。

杜总和我经常吃生蚝、生虾、生鱼片、生牛肉，我偶尔也吃生牛肝、羊肝、鹅肝，甚至喝生鸭血、鸡血或羊血，身体明显比过去强壮，肌肉比过去更加发达。我曾经只吃100%熟的鱼、肉、蛋，却几乎天天腹泻；如今几乎天天吃生的鱼片、牛肉、鸡蛋或奶酪，肠道格外健康。而且我还意外发现，吃完250克生牛肉后可以马上快走甚至奔跑，但吃完同样数量的熟牛肉却会犯困，甚至需要休息。

早在20世纪50年代，欧洲的研究人员就发现，吃熟食后胃肠道出现肿胀，体温升高，白细胞大量增加，人会变得疲乏无力，吃生食后则不会。当一半食物生吃、一半食物熟吃且先吃熟食时，会出现同样的反应；但如果先吃生的一半，这种反应就不会出现。

我们的祖先在近300万年的渔猎时代茹毛饮血，大部分时间以生肉为主食，并且得以进化，直到最近1万年前农业出现后才逐渐走向全面熟食。因为粮食不适合生吃，人类必须加热烹煮，并烹制成其他食物。我们的遗传基因和代谢系统非常熟悉肉食和生食，但不大熟悉粮食和熟食，并且会把后者视为入侵者加以排斥，产生免疫抵抗反应，这也是我们有时莫名其妙腹泻的原因。此外，生食满载活性酶，可以帮助消化熟食。

其实，除了粮食和部分根茎类食物，只要处理得当，几乎所有其他食物都可以生吃。这包括肉类、海鲜、蛋类、奶类、蔬菜、水果、坚果和菌藻类等，因为这些都是人类在进化过程中长期生吃的食物。相对而言，对于这些食物，生食保全营养，熟食破坏营养；生食吃的是有活性的细胞，熟食吃的是死的分子；生食养生，熟食"杀生"；生食排毒，熟食"中毒"；生食抗炎，熟食"上火"。

* * *

新鲜的生食由活细胞组成，具有大部分的生物活性，拥有完整的细胞营养。而加热会使酶失去活性、维生素损失、矿物质流失、蛋白质变性、脂肪氧化、抗氧化剂减少，并且有可能产生毒素甚至致癌物。例如，浓度为10%的葡萄糖加热到80℃时晚期糖基化终末产物（AGEs）会增加5倍，到130℃时可增加25倍。又如，加热超过120℃时，部分碳水化合物可能会与蛋白质结合生成丙烯酰胺，加热超过150℃时，部分油脂可能衍变为苯并芘，而烧烤或油炸的温度通常都超过200℃。高温烧烤或油炸食物可以产生大量的过氧化物和AGEs，特别是动物性食品，高温烧烤或油炸之后AGEs可以增加上千倍。

AGEs的种类估计有数十种乃至上百种，丙烯酰胺便是其中一种。AGEs是无法利用的"细胞垃圾"，一旦随食物进入体内或在体内形成聚合，则很难逆转分解或清理出去。它们会加速老化和破坏器官，导致皱纹、色斑、白内障、动脉粥硬化、阿尔茨海默病和肿瘤等多种病变。

AGEs是蛋白质、脂肪或核酸大分子与糖结合形成的、不可逆的、没有功能的聚合物，以蛋白质与糖交联生成的糖胺化合物为主。这是一种没有酶参与的糖化反应，使蛋白质永久变性，包括胶原蛋白。在体外，氨基酸与葡萄糖相遇后在高温下会发生美拉德反应，生成法国烤面包的褐色和香味以及红烧肉的焦糖色，其中含有一定量的丙烯酰胺（在工业领域，丙烯酰胺是一种有毒的化工原料，用来制造聚丙烯酰胺，主要用于水净化、纸加工和管道涂层等）。

在体内，不可逆的糖化反应可以在常温下进行，但需要活性氧的参与。在被氧化之前，糖胺化合物可以重新分解为葡萄糖和氨基酸；但一旦被氧化，糖胺化合物就会变成醛类等AGEs。葡萄糖在体内停留的时间越长，与来自食物或体内的氨基酸结合的机会就越大，并且越容易发生氧化，形成的AGEs就越多。另外，在进入血液后，果糖形成的AGEs可以是葡萄糖的10倍。

因此，为了避免和减少AGEs，我们应当尽量做到无糖、低碳、生食、少餐。这样的饮食方式不仅可以延缓衰老和预防疾病，还可能有利于子孙后代的健康成长。

* * *

1932~1942年10年间，美国加州医生波廷杰（Francis Marion Pottenger, Jr.）对900只猫做了四代喂养实验。在其名著 *Pottenger's Cats: A Study in Nutrition* 一书中，波廷杰报告了以下的结果。

用生肉和鲜奶（生奶）喂的猫，身体一直很健康。用熟肉（占2/3）

和鲜奶（生奶占 1/3），或用生肉（占 1/3）和消毒牛奶（熟奶占 2/3）喂的猫会得病，出现牙齿、视觉和皮肤问题，以及感染、过敏、关节炎、流产和行为异常，包括神经兮兮、恶毒和凶暴行为，特别是在晚年。

病猫的后代身体虚弱和畸形，第二代于中年开始多病，第三代从小就多病。那些侥幸活到成年的猫，即使生育，也是不是产死胎，就是生下十分瘦弱的小猫，而这些小猫长大后就基本不能生育了。第三代大部分不能生育，第四代完全失去生育能力。

如果用天然生食喂养第二代病猫，可以改善健康状况，但需要经过四代才能恢复到正常的状态。波廷杰医生还发现，用吃干草的牛产的鲜奶喂养，猫的健康状况与用消毒牛奶喂养的结果一样。

以上结果表明，猫吃 2/3 熟食就会出现严重健康问题，并且这些问题会代代相传。原来，其中一个重要原因是猫的身体不能合成牛磺酸，而生肉和生奶里含有牛磺酸，加热会将其破坏。

人吃熟食的后果类似，虽然不会像猫那样严重（因为人体可以合成牛磺酸），但从自身以及后代健康的角度考虑，我们至少应该生吃一半以上的食物。

* * *

那么，生肉中的寄生虫怎么办呢？

人们对于生肉的恐惧，很大一部分来源于生肉中存在的寄生虫。与细菌一样，寄生虫几乎无处不在。科学家发现，人体寄生虫与人类一起演化，我们的免疫系统已经进化出可以让寄生虫在体内长期生存的适应能力。只要以合适的种类和合适的数量分布在合适的地方，寄生虫不但对我们无害，而且可能对我们有益。

很多寄生虫以死亡的细胞为食，帮助我们清理身体垃圾。以螨虫为例,它们寄生在哺乳动物的毛囊里,我们每个人的身上和脸上都有螨虫。螨虫以吃死皮为生,是天然的"磨砂膏"和"美容师"。再以蛆为例,它们出现在腐烂组织中,以腐肉为生。研究发现,蛆清理伤口的能力非人工手术所能及,它们还可能会分泌一些天然的抗炎物质。如今,"蛆虫疗法"已从西方传到了中国。

人体寄生虫的存在甚至可以让人们避免过敏和自身免疫性疾病的发生。2016年,澳大利亚热带卫生和医学研究所的科学家从钩虫分泌的蛋白中找到一种能强烈抑制免疫反应的蛋白AIP-2,动物哮喘模型和人类过敏病人研究都证明这种蛋白具有显著的抗炎作用。目前,已经有科学家给过敏和自身免疫性疾病病人服用寄生虫虫卵治疗。2012年11月,美国塔夫茨大学新英格兰医学中心的温斯托克(Joel V. Weinstock)教授就写了一篇用寄生虫治疗结肠炎的文章,发表在《自然》杂志上。

但是,你可能还是害怕那些可能导致疾病的寄生虫,比如生鱼片里可能有肝吸虫(华支睾吸虫),生猪肉和生牛肉里可能有绦虫。怎么办呢?

其实日本人天天吃生鱼片,肝病发病率很低;中国很多人不敢吃生鱼片,肝炎、肝硬化和肝癌等肝病发病率却领先世界。海鱼一般没有寄生虫,部分淡水鱼可能携带肝吸虫或者虫卵。所以,我们真正应该注意的是肉的来源是否安全可靠,是否有卫生检疫的许可,不能食用来路不明的、不新鲜的或者没有卫生检疫许可的肉类。而且肝吸虫并不像这个名称听上去那么可怕,许多人携带虫卵但并不发病,他们肝功能正常,没有任何症状。以黑龙江为例,个别县肝吸虫感染率高达68%,但绝大部分人安然无恙。

人肠道里的绦虫一般也不可怕,可怕的是绦虫进入肌肉、眼睛或大脑等组织,产生所谓的"囊虫病"。调查显示,云南部分少数民族地区猪肉绦虫感染率超过47%，广西个别少数民族地区牛肉绦虫感染率高达66%，但囊虫病发病率很低，特别是脑囊虫病。

绦虫要进入大脑，需要"过五关斩六将"。在正常情况下，咀嚼会撕碎成虫，胃酸会杀死进入胃里的成虫或虫卵，即使有部分成虫或虫卵侥幸到达肠道，肠壁也能阻止其进入血液。一旦它们进入血液，"免疫军团"通常会迅速将其"剿灭"。最后一道防线是血-脑屏障，拦截异物进入大脑。

因此，在正常情况下，是你吃掉虫子，而不是虫子吃掉你。绦虫如此，其他寄生虫亦然。

当然，我们并不是让大家吃全生的肉，而是解除大家的生食恐惧症。如果你身体健康，肉的来源可靠，可以吃五成到七成熟的肉，例如煎牛排或烤羊排（我的最爱是三成到五成熟）。如果你身体欠佳，特别是胃酸不足（例如正在吃抗酸药）或有免疫缺陷（例如患艾滋病），可以从生吃水果和蔬菜开始。

早餐必须吃吗？

早餐必须吃吗？供应早餐奶和燕麦片的食品公司一定会告诉你"Yes"。由他们赞助的营养研究机构也会得出结论说，早餐是一天当中最重要的一餐，要吃得像皇帝一样好。另外，许多医生也告诫说，长期不吃早餐还会得（或容易得）胃病或胆结石。

本书的三位作者曾对这种说法都深信不疑，哪怕一次没吃早餐，都会有负罪感。然而，我们最终发现，这种观念可能是错误的，只是以讹传讹。因为它完全不符合人类的进化史、生物钟和基因设定。

首先，不吃早餐会得胃病或胆结石只是一个传说，我至今没有看到这方面的任何实证研究，哪怕是小样本的。其次，有些实验试图证明，不吃早餐上午精力会下降，但对比的是一直吃早餐的人与突然停止吃早餐的人。这个"蓄意"选择的对比非常不科学，就像对比长期跑步的人与从不跑步突然开始跑的人，然后得出结论说，跑步会造成肌肉损伤和疼痛，所以跑步不健康。

突然不吃早餐打乱了原有的生物节律，部分人不能马上适应，在上午可能出现头晕和乏力。但这只是一种过渡反应，通常持续2～3周或1个月，最多半年到一年，此后你应该会非常适应，变得更加精力充沛。如果要做科学的早餐实验，就应当对比长期吃早餐的人与长期不吃早餐的人。我们拭目以待。

吃早餐肯定可以为食品公司创造更多利润，但和是否得胃病或胆结石似乎没有很大关系。

2009年，我前往世界长寿之乡广西巴马考察，发现许多百岁老人一辈子或大半辈子不吃早餐，而他们几乎没有病，更没有听说过胆结石。从此，我决定放弃早餐，至今保持一日两餐。我曾经迷信少吃多餐，除了一日三餐，还吃零食、喝饮料，结果嗳气反酸不断。后来实行一日两餐，基本不吃零食，几乎不喝饮料，肠胃非常健康，近10年没打过嗝（呃逆）。

遗憾的是，在现代都市，几乎所有人天天吃早餐，越来越多的人却患了胃病或胆结石。

医学界似乎普遍认为，不吃早餐长时间空腹时，胆汁不分泌，会形成胆结石，而胃酸却会大量分泌，可以烧伤胃黏膜或者胃壁深层。这就好比说，壶里的隔夜水必须在次日早晨倒出来，否则等到中午时就会形成石块！你信吗？人类进化出的胃具有防止胃酸腐蚀的天然屏障（黏液层），无论饥饿时还是饱餐后，都不会把自己消化掉，这使先祖们度过了饥寒交迫的冰期。事实上，正如英国著名医学家T. L. 克理威所指出的，胃酸水平在空腹时保持最低，只有在进食后才会大量分泌。

至于胆结石，推测通常是肝脏代谢功能紊乱的结果，其主要成因应该是以精加工食物为主食，特别是精制的糖和淀粉，包括把含糖饮料当水喝。此类低脂食物缺乏卵磷脂以及制造胆汁酸的原料，致使胆囊中的胆固醇结晶。动物实验表明，摄入高比例的精制糖或淀粉可以造成胆结石。克理威医生发现，在渔猎采集部落或吃粗粮的传统社会，胆结石几乎不存在。胆结石在19世纪初开始涌现，摄入精制糖或淀粉越多的地区发病率越高，并且与肥胖、糖尿病和冠状动脉血栓等文明病结伴流行[1]。

* * *

那么，我们到底是否需要每天按时吃早餐呢？答案应该是否定的[2]。

人类曾经在口渴时才会喝水，饥饿时才会吃东西。原始人一天可能喝几次水，包括在早晨起来喝水，但主要在上、下午进食。因为一方面，古人通常现采现吃，早晨可能没有食物储备；另一方面，正如松田麻美子所说，人在清晨通常没有食欲，而是想要排便，所以在早晨排出比摄入更重要。此外，先祖们吃喝分开进行，不会边吃边喝，更不会喝饮料。

人类开始在固定时间用餐的历史很短，大约只有数千年。在原始部落或传统社会，人们通常一日两餐甚至一日一餐。在巴布亚新几内亚的基塔瓦岛，岛民们一天只吃一餐——日落前的晚餐（包括根茎类、鱼、肉、蛋），白天干活时以水果为零食。根据松田麻美子提供的资料，罗马帝国在其鼎盛时期，惯例是一日一餐。欧洲人在中世纪一日两餐，即午餐和晚餐，吃早餐被认为是一种贪欲甚至罪恶。直到16世纪后，随着咖

---

[1] 参见T. L. 克理威的名著 *The Saccharine Disease*。
[2] 参见日本自然健康普及协会会长松田麻美子的《百岁医生教我的生机健康法》（简体中文版）等。

啡和茶叶的普及，一日三餐才逐渐流行起来。

根据王学泰在《中国饮食文化史》一书中提供的资料，我们中国人在汉代以前一日两餐，上午10～11点一餐，下午3～5点一餐。汉代以后，上层社会流行一日三餐，民间大多依然一日两餐。直至清代，康熙皇帝平时一日两餐，塞外出师时一日一餐。我考察时发现，在广西巴马，许多百岁老人曾经一日两餐，部分人今天依然不吃早餐。

人类的生理机制是在漫长的狩猎时代形成的，我们的消化系统接近食肉动物（人和家犬的胃酸pH都在0.9～1.5，而牛的胃酸pH在5.5以上）。而食肉动物通常一日或数日一餐，例如猫狗可以一天喂食一次，狮子通常两天捕食一次。与猫科动物不同的是，我们的祖先日出而作、日落而息，捕食和进餐主要在白天进行。在进入农业社会以后，先祖们的饮食从以肉食为主转向以粮食为主。

肉食提供的热量可以在体内持续燃烧，并且不会导致血糖波动。而粮食提供的热量通常在4～6小时内燃烧殆尽，并在餐后2小时左右产生低血糖反应，导致饥饿感。因此，在渔猎采集时代，人类可以一日一餐，而在进入农业社会后，先祖们开始一日多餐。但在没有灯光的传统社会，人们一般一日两餐：在日出后通常先下地干活，然后在上午9～11点之间吃一餐（相当于早、午餐合二为一），下午4～6点日落前吃一餐（晚餐）。具体时间会因地区差异或季节变化而不同，我记得小时候在陕北生活时，冬季一日两餐，夏季则一日三餐。

现代研究表明，人体的细胞里有一种生物钟基因 $BMAL1$。它编码的蛋白质可以促进脂肪合成，抑制脂肪燃烧，其水平白天低而晚上高，上午10点到下午3点之间最低，晚上10点以后大量释放。这提示我们在远古时期，先祖们进餐的时间可能主要集中在上午10点到下午3点之间。

因此为避免肥胖，上午10点以前和晚上10点以后，你最好不要进食①。或者至少应该做到早餐晚吃，晚餐早吃。

* * *

生理学告诉我们，在进食后，胃排空的时间为4～6小时，碳水化合物最快，蛋白质次之，脂肪最慢。因此，吃肉后至少6小时内你不需要进食。食物通常在小肠停留3～8小时，在大肠停留10～15小时。所以，胃肠彻底排空需要17～29小时，平均23小时，近乎一昼夜。这意味着，如果我们实行一日一餐，就有希望使胃肠彻底排空。

当胃肠排空后，细胞开始释放一种脑肠肽——胃饥饿素（Ghrelin）。它能提高人的灵敏度（通过刺激肾上腺素分泌），激发人去捕食（通过刺激杏仁核），并触发生长激素和脂联素（Adiponectin）分泌，可以帮助焕发青春、清除血脂和控制血糖。人体实验发现，在禁食24小时后，男性的生长激素水平可以比平常一日三餐时提高20倍。

从长期来看，不断重复的胃肠排空还可以避免细胞线粒体的损伤，诱导线粒体的增多以及脑细胞的再生（通过激活脑源性神经营养因子BDNF），并启动细胞和基因的修复机制（通过活化长寿基因Sirtuin）。人体试验表明，在限时进食（详见下文）6个月后，受试对象细胞中的线粒体DNA可以增加35%。

这一切都是人类进化和自然选择形成的适应性保护机制。在漫长的渔猎采集时代，人类可能经常面临短期食物匮乏的情况，特别是在频繁出现的冰期。在饥饿时期，身体会抓住机会启动修复维护机制，以等待时机和为食物到来做准备。只有那些在饥饿时能够有效利用身体储存的能量、迅速修复受损的细胞，并能够敏捷地捕到食的人种才能生存下来。这包括把基因遗传给现代人的智人人种。

---

① 参见日本名医春山茂雄的名著《新脑内革命》（繁体中文版）。

在我们身体的每个细胞里，有一个叫作溶酶体的细胞器。它可以分解细胞内的废料，变废为宝以重新利用。这个过程称为自噬，且只有在饥饿状态下才会启动。通常在禁食12~16小时后，肝糖储备消耗殆尽，溶酶体开始自噬和清理工作。所以，每天保持16小时禁食可以有效排毒。这意味着，我们需要实行8小时进餐制，即把每天进食的时间段控制在8小时以内。正如8小时工作制一样，8小时进餐制可以让消化系统充分休息，让代谢系统有效排毒[①]。

美国生物学家萨钦潘达（Satchidananda Panda）等人用动物实验证实，即使摄入相同热量的食物，24小时任意进食的小鼠会变得肥胖，出现代谢疾病（如糖尿病或脂肪肝），而一天只在8小时内进食的小鼠却没有问题。每天只在9小时、10小时或12小时内进食的小鼠也基本上没有问题，哪怕偶尔一两天24小时进食关系也不大，但每天进食窗口超过15小时就可能失控。

这就是饮食新概念——限时进食，它表明不仅吃什么重要，什么时间吃也非常重要。

2007年，一项发表在《美国临床营养杂志》上的研究证明，在摄入相同热量食物的前提下，与一日三餐相比，限时进食可以降低体脂肪比例、空腹血糖水平、胰岛素水平、甘油三酯以及血压，还能够减少淋巴瘤发病率，延长肿瘤病人的存活时间。

这表明限时进食有利于控制体重、预防疾病和延长寿命。其背后的主要原理应该是：限时进食可以清理细胞垃圾，减少细胞氧化和糖化损伤，避免胰岛素不停分泌，从而避免了由此造成的脂肪堆积、代谢障碍

---

① 参见美国作者大卫·兹恩科赞克（David Zinczenko）的著作 *The 8-Hour Diet*，保罗·雅米内博士和S. 雅米内博士合著的 *Perfect Health Diet* 等。

或肝脏损伤。例如，经常保持空腹可以防止甚至逆转蛋白质的糖基化，从而减少AGEs。

要实行8小时进餐制，且保持两餐间隔在6小时以上，一日三餐无法实现，只有一日一餐或一日两餐切实可行。为控制体重和有效排毒，你的进餐时间最好定格在上午10点到下午6点之间[1]。

曾任美国加州大学伯克利分校和清华大学心理学教授的罗伯茨（Seth Roberts）博士发现，定时吃早餐可能会导致部分人早醒，影响睡眠。这种现象叫作哺乳动物的"预期反应"，通常间隔3小时左右。罗伯茨博士过去每天早上7点吃早餐，所以他4点就醒了。因此他认为最好的早餐是不吃早餐。

所以，吃早餐只是一种习惯，不吃则是一种智慧，一种由进化和基因决定的养生和长寿智慧。

食盐必须加碘吗？

自1995年起，我国开始推广碘盐，理由是大部分中国人缺碘。事实果真如此吗？

我曾经对此信以为真，可后来发现身边越来越多的人出现了甲状腺功能亢进症（以下简称"甲亢"）和甲状腺结节。于是，我开始怀疑碘盐对甲状腺的影响，并且深入研究了一下盐与人类健康的关系。

在为期近300万年的旧石器时代，人类主要从海产品以及动物肉、骨、血和内脏中摄取盐分，根本不吃盐。种植粮食和食用淀粉以后，食物中的盐分减少，中国人率先在四五千年前的炎黄时代开始吃盐。但直到20世纪，人们一直食用海盐、湖盐、井盐或岩盐等天然粗盐。本书三

---

[1] 参见日本名医南云吉则的畅销书《一日一餐的健康奇迹》（繁体中文版）。

位作者都是吃粗盐长大的，两位吃的是海盐，另一位吃的是井盐。中国人从食物、水和粗盐里获得足够的氯化钠、钾、碘和硒等物质，繁衍生息了5 000年，成为世界第一人口大国，怎么可能大部分人突然缺碘呢？

缺碘现象确实存在，但主要发生在少数内陆偏远山区。地球上的碘大部分存在于海洋里，少量分布在陆地上。如果当地居民吃不到海产品，则有可能流行甲状腺肿大或克汀病。然而，这种情况通常只会发生在过去交通和贸易不发达的时候。有关专家曾称超过7亿中国人缺碘，但这缺乏科学根据，存在很大争议①。

退一步讲，即使在缺碘地区，补碘的最佳方案也不是吃碘盐，而是吃海产品，特别是海带。每克干海带大约含有240微克碘，而每人每天碘的需要量仅为50～150微克。在陆地食品中，蛋类和肉类的含碘量高于蔬菜和水果。由于天然食物中的碘处于有机状态，人体早已适应，不会有代谢障碍，多余的碘会被自动排出。日本人喜欢吃海产品，特别是海藻，平均每人每天的碘摄入量约为1 200微克，北方部分沿海地区更高达50 000～80 000微克，但当地居民寿命很长，甲状腺疾病发病率很低。

* * *

在食盐中人为添加的碘（碘酸钾）属于无机碘，容易在体内过量累积。根据慕盛学、谢华民提供的资料，这可能会导致碘中毒，引发甲亢、甲状腺结节或甲状腺肿瘤等甲状腺疾病或者生育问题，甚至累及心血管、神经、肝肾、骨骼和眼睛等器官组织。单独补碘还可能打破体内矿物质的平衡，例如，甲状腺制造甲状腺素（T4）时需要碘和硒，大鼠实验表明，缺硒时补碘会损伤甲状腺，造成甲状腺功能减退。

---

① 参见慕盛学、谢华民编著的《补碘过量有害健康论文摘要汇编》等。

自1995年食盐加碘以来，我国甲状腺疾病发病率直线上升。根据1994年颁布的《中国2000年消除碘缺乏病规划纲要》，当时甲状腺疾病患者为700多万，而根据中国健康教育中心的数据，2013年甲状腺疾病患者已经达到2亿人以上。如今患病人数估计超过3亿人，大约30%的中青年和50%的老年人与之有关，每5个人就可能有1个有甲状腺结节。甲状腺肿瘤发病率在近20年明显上升，最近10年猛增了4.6倍。

在上海，一项对2万人的追踪调查发现，甲亢的发病率从加碘前的15/100 000以下猛增到30/100 000以上。在天津，对20年的甲亢发病统计数字分析表明，该市甲亢发病率于1982年开始下降，在低水平上保持到1994年，从1995~1997年间出现上升，与碘盐政策推出的时间完全吻合。

诚然，甲状腺疾病的暴发有诸多因素，例如环境毒素、电磁辐射以及诊断技术的改变，但一刀切式的强制推广碘盐应该难辞其咎。

2012年，深圳市南山区人民医院公布的一个研究报告显示，在正常人群中，有62%的市民碘超标；在患有甲状腺结节的人群中，碘超标的人数占到七成。

北京大学免疫学系王月丹博士指出："碘缺乏或碘中毒要看尿碘。而1995年我国居民的尿碘中位数已达到165微克/升，超过国际组织推荐的成人尿碘100微克/升这一标准。我国无差别地实行全民食盐加碘是非常不应该的，只应当在尿碘100微克/升以下的地区加碘。从1995年实行全民食盐加碘以来，我国居民尿碘中位数已高达330微克/升，1999年有14个省市居民的尿碘中位数超过了300微克/升。"

而按照WHO的标准，尿碘超过200微克/升即为大于适宜量，可导致甲亢等疾病。超过300微克/升为过量，可引发甲亢或自身免疫性甲状腺疾病。2001年，中国医科大学附属第一医院曾经历时1年2个月，完成了对3个不同碘摄入地区（尿碘中位数分别为103微克/升、374微克/升、614微克/升）的大规模流行病学对比研究。结果发现，碘摄入增加导致低碘地区甲亢发病率的一过性增加及过度补碘地区甲减的发病率显著增加。

原卫生部先后连续3次下调食盐中的加碘量，从60毫克/千克大幅下调到25毫克/千克。国家粮食局标准质量中心原高级工程师谢华民在接受《经济观察报》记者采访时曾指出，平均每个国人每天摄入14克盐，即使每克盐中含碘25微克，每天从盐里吃碘350微克，加上水中、食物中的碘至少50微克，国人每天吃碘400微克以上（就算每人每天摄入9克盐，每天吃碘也超过275微克）。而WHO在再版的《饮用水水质准则》中均载明："成年人对碘的膳食需要量为每日80～150微克。"

有数据表明，碘盐或许是一个世界性食品安全事故。美国在20世纪20年代食盐加碘后，1924～1928年甲亢病人急剧增加。英国于1930年加碘后，1931～1941年甲亢发病率和死亡率创历史新高。瑞士在1923年加碘后，甲亢发病率迅速增加；1980年再次提高加碘水平，随后两年的发病率又上升10%。类似的情况也发生在荷兰、奥地利、澳大利亚、南斯拉夫、匈牙利，以及津巴布韦、巴西和智利等国。

这难道都是巧合吗？

* * *

碘酸钾一般被用于制作化学药品、化学试剂或化工原料，如今却添加到食盐里。一般情况下，吃下大量的碘酸钾有生命危险，而且碘酸钾容易结块，于是只好再添加抗结剂亚铁氰化钾。亚铁氰化钾毒性较小，但在400℃以上会分解出氰化钾。氰化钾有剧毒，0.1克即可致死。亚铁氰化钾水溶液在与酸相遇时，可能释放出有毒气体氰化氢；液体氰化氢就是氢氰酸，具有强烈毒性。因此，我们应该避免用碘盐高温烹调以及同时放醋。但是，在吃下碘盐后，你无法阻止亚铁氰化钾与胃酸（盐酸）发生反应，其后果只有天知道。

如今在国内市场上，主要供应的食盐不仅添加了碘酸钾和抗结剂，而且是经过精加工的。比较而言，粗盐有益，精盐有害，碘盐有毒。

与精盐相比，天然粗盐具有三大优势：经济实惠、营养安全、味道鲜美。粗盐加工简单，因而成本很低，含有钠、钾、钙、镁、铁、锌、硒、碘、锰等多种矿物质，海盐里的微量元素更超过80多种。盐业公司先从粗盐里提取珍贵的元素去卖钱，然后把剩下的氯化钠制成碘盐，其售价通常是天然粗盐成本的10倍以上。

未精制的海盐含八九成的氯化钠，而精盐则是接近百分之百的氯化钠。10克精盐约含6克氯和4克钠。摄入过量的氯、钠有毒，会打破电解质平衡，使细胞内部脱水。如果把精盐当作糖喂婴儿可致死，太多的氯可能导致钙质流失和骨质疏松，而过量的钠则有机会造成水肿、眼袋、高血压或肾结石。而这些不正是国人的常见问题吗？

早在2001年，当时的全国人大代表、内分泌科专家滕卫平医生，便指出不缺碘地区强制补碘造成的潜在危害。2009~2011年，浙江的全国人大代表卢亦愚、全国政协委员何新等都递交过相关提案，建议取消强制补碘政策，同时放开无碘盐供应。

在我看来，与在食盐中加碘类似，在自来水里加氟，在酱油、面粉或米粉中加铁，凡此种种人为干预，都可能弄巧成拙，后果不堪设想，建议予以废除。

以铁强化面粉为例，美国名医阿特金斯在 *Dr Atkins' Vita-Nutrient Solution: Nature's Answer to Drugs* 一书中指出，比利时、德国、法国、意大利和荷兰等欧洲国家禁止食品加工商在面粉里加铁。瑞典的研究证实，铁强化面粉可使原发性肝癌发病率增加3倍，血色病发病率上升10倍。

晒太阳会得皮肤癌吗？

晒太阳会得皮肤癌吗？护肤品公司一定会给你肯定的答案，皮肤科医生也会警告你不要经常暴露在阳光下。自从20世纪50年代防晒霜问世以来，阳光逐渐被妖魔化了。

营养学家虽然承认阳光可以刺激皮下胆固醇合成维生素D，但多数认为其作用仅限于维持骨骼健康，更不会挺身而出为阳光辩护，其中一个原因可能就是没有人能够对阳光收费，而防晒霜等护肤品和化妆品则利润颇丰，且使皮肤科生意红火。日本作者船濑俊介和渡边雄二在其畅销书《买不得：日用商品的健康杀手大曝光》（简体中文版）中指出，日本的一位皮肤科专家承认，如果没有护肤品和化妆品，半数皮肤科医生就会失业！

我在美国留学时，迷信护肤品对皮肤的保护作用，于是早上用早霜，晚上用晚霜，出门用防晒霜。而就在这段时间，我的皮肤过敏不断，每年夏季来临后就会被晒伤，胳膊和脖子上会出现大片红斑。那时，我认定阳光是破坏皮肤的元凶。

可回国后实行健康饮食和自然养生以来，我彻底摆脱了洗护用品，再没有用过防晒霜，结果皮肤不再轻易过敏，更没有被晒伤过一次，哪怕夏日正午穿泳装在三亚海滩暴晒2小时！

从此，我开始相信阳光是无辜的。因为细想起来，我的父辈和我小时候都不会被轻易晒伤，而在那个年代我们根本没有防晒产品和防晒指数（SPF）的概念。最后受到人类学的启发，我彻底打消了对阳光的疑虑。

* * *

太阳和人类早在这个世界上有防晒产品和皮肤科医生前就诞生了。如果阳光致癌,人类岂能繁衍?万物生长靠太阳,我们焉能例外?

美国医生安德烈·莫瑞兹(Andreas Moritz)指出,如果说有一种纯天然营养品,可以帮助预防多达165种以上疾病,并且是免费的,那就是你家窗外的阳光。多项研究发现,阳光至少有以下十大保健功能[①]。

● 控制细胞生长,预防癌症,包括乳腺癌、前列腺癌、结肠癌以及黑色素瘤等多种癌症。

● 调节瘦素和甲状腺素水平,促进脂肪燃烧和新陈代谢,预防肥胖和高血脂。

● 调控肾素-血管紧张素系统,稳定和降低血压,预防高血压。

● 提高胰岛素敏感性,预防2型糖尿病。

● 调节血钙水平,保护心血管系统,预防心脏病、脑卒中和猝死。

● 调控抗体生产,提高免疫力,加速伤口愈合,预防流感和肺结核等"传染病"。

● 改善自身免疫系统功能,预防1型糖尿病、类风湿性关节炎和牛皮癣等自身免疫性疾病。

● 强骨健肌,预防骨痛、肌肉痛、骨质疏松、软骨病、骨关节炎和蛀牙等退化病。

● 调节生物钟,改善睡眠,调控血清素、多巴胺和内啡肽,预防抑郁症和脑病。

● 活化基因,激发雄性激素,提高生育能力。

其中,维生素D起中心作用,被誉为"阳光维生素"。阳光中的紫外线激发皮下胆固醇形成维生素D_3,然后通过肝脏转化为血清25-羟基维生素D_3,最后由肾脏、肠道、大脑、皮肤、乳房和前列腺等组织的细胞活

[①] 参见安德烈·莫瑞兹医生的《癌症不是病:它是一种身体的求生机制》(繁体中文版)以及英国作者理查德·哈代博士(Richard Hobday)的《阳光的疗愈力》(简体中文版)等著作。

化为1，25-二羟维生素D₃，发挥激素的强大作用。人体维生素D大约90%来自阳光，10%来自食物。阳光合成的维生素D不会出现过量中毒的情况，在体内存在的时间约为食物维生素D的2倍。

维生素D实际上是一种类固醇激素，通过活化2 000多个基因产生广泛影响。根据美国波士顿大学医学院麦克尔·霍利克（Michael Holick）教授在其系列著作（*The Healing Power of Sunlight and Vitamin D*、*The Vitamin D Solution* 和 *The UV Advantage* 等）中提供的资料，最新研究发现，维生素D可以维护骨骼健康、维护细胞健康，以及维护循环代谢系统、免疫系统和神经系统健康。充足的维生素D可使心脑血管疾病的风险降低50%，癌症的风险降低50%，流感等"传染病"的风险降低90%。美国巴克抗衰老研究所的教授戈登·利斯戈（Gordon Lithgow）博士说："维生素D与已知的长寿基因有关，它可以使线虫的寿命延长33%。"

人类诞生于东非赤道附近，原始人赤身裸体在户外活动，每天吸收的紫外线估计可以形成10 000～20 000国际单位维生素D。在今天，这相当于你正午在三亚海滩穿泳装沐浴1～2小时阳光。在非洲原始部落的居民、海滩救生员和赤道户外工作者的血液中，25-羟基维生素D₃的浓度保持在40～80纳克/毫升。按照这个标准，几乎所有现代人可能都严重缺乏维生素D，造成百病丛生。

* * *

既然阳光有功无罪，那么谁是制造皮肤癌的真凶呢？

皮肤癌分为黑色素瘤和非黑色素瘤，后者包括基底细胞癌和鳞状细胞癌。基底细胞癌是最常见的皮肤癌，它位于浅表，一般不会转移和扩散。鳞状细胞癌会扩散，但通常并不致命。真正可怕的是黑色素瘤，它在所有皮肤癌中占不到10%，但造成的死亡人数却超过全部皮肤癌死亡人数的80%。

而理查德·哈代博士和麦克尔·霍利克教授等人发现，黑色素瘤好发于缺乏光照的人，且好发于见不到阳光的部位，特别是在有黑痣的地方。室内工作者是高发人群，户外工作者得黑色素瘤的十分罕见。黑色素瘤一般出现在手心、脚底，以及通常被衣服所遮盖的地方，例如躯干、腿部和背部。另外，黑色素瘤的发病率与纬度成正比，北欧发病率最高，欧洲和北美次之，赤道最低。这一系列事实清楚地表明，阳光照射可以预防黑色素瘤。

非黑色素瘤通常发生在阳光容易照到的部位，例如鼻子、耳朵、脸部或手背上，但也可能出现在遭到烧伤、接触过化学品或接受过X线照射的地方，特别是鳞状细胞癌。而大部分防晒霜含有10种以上化学成分，包括致癌物二苯甲酮。

哈代博士指出，皮肤癌流行于防晒霜产品推广以后。习惯使用防晒霜的男性患黑色素瘤的概率较高，女性则得基底细胞癌的可能性增加。1992年，流行病学专家加兰博士（Cedric Garland）在《美国公共健康杂志》上撰文指出，世界各国推荐使用防晒霜后，黑色素瘤及其死亡率随之大增。在美国、加拿大、澳大利亚诸国，最近几十年使用防晒霜以来，黑色素瘤发病率急剧上升。1950～1990年，患黑色素瘤的美国妇女的死亡率倍增，男性死亡率增加了3倍。澳大利亚昆士兰州的黑色素瘤死亡率全球第一，而该地区医学界最早、最有力地推荐使用防晒霜。

莫瑞兹医生、哈代博士和霍利克教授的共同结论是，阳光抗癌，防晒霜致癌，是制造皮肤癌的主要疑凶之一。一方面，防晒霜含化学品和致癌物，在阳光下还会产生光化学反应，增加雀斑和黑痣。另一方面，防晒霜阻止维生素D的形成，从而进一步增加患癌机会，特别是黑色素瘤、结肠癌、乳腺癌和前列腺癌等。许多化妆品公司却把责任推卸给阳光，岂不是贼喊捉贼？

不过，你可能还是担心臭氧层空洞会使紫外线增多，从而引发皮肤癌、白内障等健康问题的预言。但这个预言可能只是杞人忧天。

1985年，英国考察队发现南极上空的臭氧层出现"空洞"。科学界随后预言，随着臭氧层变薄，紫外线会增加，将引发皮肤癌和白内障等健康问题。民间甚至流传着这样一个可怕的故事：智利羊群的白内障发生率由于紫外线增加而上升。然而，预言的事件迄今没有出现。

智利是地球上最接近南极的国家之一，其靠近南极的最大城市蓬塔阿雷纳斯的紫外线没有问题。智利羊群的白内障由于紫外线增加而上升的故事得不到科学文献的支持，曾经所说的患病羊群流行瘟疫，也被证明与阳光没有任何关系。

目前也没有证据支持近年来恶性黑色素瘤增加的趋势与臭氧层损耗有关的看法。其实这种趋势比臭氧层损耗现象出现得更早，在引起人们注意以前就已经发展了一段时间。在离南极最远的国家之一——挪威，早在1957～1984年之间就暴发了黑色素瘤，男性发病率增加了350%，女性增加了440%。在此期间，挪威上空的臭氧水平并没有变化。

*　*　*

看了上面这些内容，我们不禁要问，关于养生与健康的出路，到底在哪里？

第三章

寻找不生病的答案

只有凭借自身且顺乎自然的康复方式,才是根本之道。

——叔本华

就算我们今天可能住在高楼大厦,家家户户的冰箱早就塞满食物,我们的DNA还记得那些在草原上的日子。

——以色列史学家尤瓦尔·赫拉利

生命和健康源于自然

对于这一章节的内容,也许有读者会觉得绕得太远,但这些内容正是本书精华。在早期的讲座中,为了提高效率,我讲课时常常是重方法、轻理论,以为这样可以把大家的注意力集中到"怎么做"上面。我有两位年长的资深粉丝和读者,经常向我咨询养生问题。其中一位先问我电疗是否有用,我说不但没用,而且有害。他接着问磁疗是否有用,后来又问红外线仪和负离子发生器等的效果。我最后告诉他,人类来自大自然而不是科技手段,健康只能源于自然而非科技。另外一位先问我如何降血糖,血糖稳定后又问我如何降血压,后来又问我胃病和失眠等问题怎么解决。我告诉他说,只有整体健康了,各个局部才能健康。由此可见,方法是局限的,理论才是完备的;学会方法可能看到树木,掌握理论才能纵观森林。**每个人的具体情况千变万化,只是死板地告诉大家怎么做,效果会很差,必须从根本上了解一些人类进化的历史,才可能更好地在养生实践中自我调整。**

* * *

营养和养生新概念层出不穷,但自然的法则亘古不变。我们认为,能够真正使我们健康长寿的不是日新月异的科技,而是源远流长的大自然。

从巫术、中医到西医,从仙丹、药物到保健品,从诊脉、X线到基因检测,从输血、器官移植到干细胞移植,科技的进步似乎能让人类的寿命无限延长，甚至有一天可以使我们长生不老。

然而，经过长期大量的考察研究发现，世界上最健康长寿的百岁老人却出现在远离现代文明的偏远山区，例如广西巴马和巴基斯坦的罕莎。那里许多人曾经长命百岁，无疾而终，一辈子没有用过药、见过医生、吃过包装食品、喝过包装饮料，因为过去没有公路、电灯、商店、药店和医院。而一旦引入这些现代文明，人们的体质就开始下降，各种疾病增多，健康寿命缩短[①]。

生命源于自然，维持人类生命的基本要素也只存在于自然界（原生态），包括新鲜的空气、干净的水源和天然的食物。君不见，现代科技不但无法创造这些要素，反而正在破坏和减少它们吗？在许多情况下，科技越多，原生态就越少；文明越发达，我们离自然就越远；工具越新，环境与基因设定就越不一致。

事实上，科技进步在诸多方面使人类的生存环境和活动状态恶化。工业发展了，环境（空气、水和土壤）却污染了，气候变不正常了（全球变暖）。文明扩张了，物种却灭绝了，生态系统失衡了。人类发明了汽车，交通方便了，关节却退化了；人类发明了电灯，夜生活丰富了，生物钟却打乱了；人类发明了手机，交流方便了，脑肿瘤却增多了。最新研究发现，美国夜间灯光越多的地区，糖尿病发病率越高；加拿大离交通主干道越近的居民，痴呆症发病率越高；中国离城市越远的地方，高血压发生率越低。

这里具体以电灯等的发明对睡眠的影响为例。自从爱迪生发明电灯泡以来，现代人睡得越来越晚、越来越少。2015年，《全球睡眠报告》显示，没有一个国家（成人）的平均睡眠时间是在23点以前；中国人平均每晚在0∶32就寝，失眠率高达

[①] 参见西木博士的《不生病的饮食起居》（第2季）、萨利·比尔的《长寿的秘密》（简体中文版）、雷蒙德·弗朗西斯的《选择健康》（简体中文版）等著作。

38.2%。20世纪60～70年代，我童年生活的地方没有电灯，当地人晚上8～9点钟就睡觉，失眠的人很少。今天的美国人平均每晚在床上躺7.5小时，但真正睡眠时间平均只有6.1小时，比1970年的平均睡眠时间少1小时，比1900年少2～3小时。

原始人每天的总睡眠时间在10小时以上。这或许是人体基因设定所要求的平均最低睡眠时间，尽管每个人的情况可能有所不同。现代研究发现，在完全黑暗和放松的环境下，95%的人需要7～9小时睡眠时间。如果每晚睡眠不足6小时，持续1周，人体内就会有多达711种基因的表达发生异常，其中涉及新陈代谢、炎症、免疫力和抗压等重要功能。只睡7小时的电脑工作者没有睡够8小时的人做得好，睡眠不足7小时者患感冒的概率提高3倍。各行业世界级高手的平均睡眠时间为8小时36分钟，而健康百岁老人的睡眠时间通常在9小时以上。根据大隐在《如皋长寿方案》一书中提供的资料，江苏如皋百岁老人平均每天睡眠10～12小时。

在哺乳动物王国里，马和长颈鹿每天可以只睡2小时，而豹子和狮子每天的睡眠时间可以长达20小时，包括恒河猴和各种猩猩（大猩猩、黑猩猩、倭黑猩猩）在内的灵长类动物通常每天睡眠10～12小时。这提示食肉动物的睡眠时间通常比食草动物要长，处于食物链上游的动物似乎睡得更多。这或许是因为食肉动物用于摄食和消化的时间远比食草动物要短，而处于食物链上游的动物可以高枕无忧。作为以肉食为主的杂食（灵长类）动物，人类处于整个食物链的顶端（详见下文），所以我们的基因里设定的睡眠时间可能至少是在10小时。

我深信，健康长寿的秘诀存在于大自然而非科技手段，因为人类是大自然的宠儿（自然环境与人类基因相匹配），而科技是对自然的干预（造成人工环境与人类基因错配）。

那么，人类到底是从哪里来的？我们最适合的饮食生活环境是什么？

我们从哪里来？

本部分内容主要依据迄今人类学研究的最新成果，其关于人类进化迁徙的基本路径和大致时间得到了DNA检测结果的确认，但人类演变和迁移的具体时间地点会随着考古研究的进一步发现而得到修正。不过，这基本上不会改变本书关于人类饮食生活环境的主要结论。

考古发现和DNA检测都表明，地球上的所有现代人类，不管是白种人还是黑种人，东方人还是西方人，都源于东非赤道附近20万年前左右的同一智人人种。复旦大学人类学家李辉博士和遗传学家金力院士、中科院昆明动物研究所的研究员宿兵和褚嘉佑等人的研究表明，我们中国人也不例外，同样来自非洲。无论是元谋猿人、蓝田猿人还是北京猿人，这些古人类大概在5万～10万年以前的冰期就灭绝了。

全人类的共同祖先是一种非洲猿类，最初生活在非洲热带雨林，被恩格斯称为"攀树的猿群"。它们大约在3 000万年前与猕猴和狒狒从共同的祖先分离，在2 000万年前左右与长臂猿和红毛猩猩（简称"猩猩"）从共同的祖先分开，在500万～1 000万年前与大猩猩和黑猩猩从共同的祖先相继分家。

在这些灵长类动物中，猕猴和狒狒是有尾巴的猴子，长臂猿、猩猩、大猩猩和黑猩猩都没有尾巴，被称为"四大类人猿"。但实际上，我们的祖先与黑猩猩、倭黑猩猩（黑猩猩属的一个亚种）是近亲，而且可能与倭黑猩猩最为接近。一项DNA检测表明，现代人类与倭黑猩猩的共同基因约占98.7%，有差异的只占1.3%（人与人之间的差异基因约占

0.5%）。

通过数十年的观察，德国、美国以及日本等国的科学家们发现，倭黑猩猩是杂食动物，以水果为主食。除了吃水果和树叶，它们也爱吃肉，会吃昆虫，猎杀小动物，集体捕杀猴子、羚羊和野猪等。但在群体内部，倭黑猩猩沉浸在和平、友爱和其乐融融的氛围之中。这归功于它们的一项伟大"发明"：用性消除冲突。

类似于母系氏族，倭黑猩猩群体主要由雌性联盟主导。它们群居混交，随时可以发情，持续不断地交配，不在乎年轻年老，甚至不在乎性别。和你我一样，它们会拥抱、接吻以及面对面做爱。倭黑猩猩表现得大公无私，共同分享所有资源，包括公开的性活动，遵循"要做爱，不要战争"的原则。分析表明，倭黑猩猩和人类都有一种编码催产素受体的"慷慨基因"（*AVPR1A*），但黑猩猩和其他动物似乎缺失这种基因或者不够发达。而催产素与爱成正比，被称为"爱的激素"[1]。

今天，濒临灭绝的倭黑猩猩依旧生活在刚果河以南的热带雨林里，而智人却遍布全球的大街小巷。这期间在智人的祖先身上到底发生了什么？

作为倭黑猩猩最近的表亲，我们可以推测，智人的祖先应该也是一种慷慨无私、爱好和平和喜欢爱爱的猿类。它们最初的饮食估计也以水果为主，同时吃树叶、昆虫和小动物等。然而，接下来的一连串地质和气候变化彻底改变了它们的饮食结构。

2 000多万年前，东非火山爆发，出现大裂谷，产生雨影效果，使裂谷东部（东非）变得干旱。从500多万年前开始，地球总体上变得越来

---

[1] 参见美国作者克里斯托弗·赖安（Christopher Ryan）博士和卡西尔达·杰萨（Cacilda Jetha）医生合著的畅销书 *Sex at Dawn* 等。

越冷，东非变得更加干旱，森林面积不断减少，大裂谷东部逐渐变为稀树草原。于是，水果和树叶随之减少，根茎类植物和有蹄动物兴旺起来。我们的祖先大概就生活在大裂谷东部，开始寻找代替水果的食物。而倭黑猩猩则生活在大裂谷西部，那里依然是热带雨林，有足够的水果供它们作为主食。

古猿从树上下来，开始直立行走，成为地猿始祖。由于热带水果日益减少，地猿可能吃更多的坚果和野菜，并使用工具从地下挖出根茎类充饥，饮食从以水果为主转变为以根茎类为主。与此同时，地猿或许还猎食更多的小动物。到大约400万年前，其中一支古猿进化为类人猿——南方古猿，以考古发现的"露西少女"为其代表。考古发现和碳同位素检测都表明，露西族人的晚餐以富含淀粉的根茎类为主食。南方古猿可以直立行走，使用天然工具，是人类的直接祖先。

* * *

260万年前，地球进入第四纪冰期，两极冰川开始扩张。由于植物明显减少，类人猿开始寻找替代食物，学会制造工具，逐渐成为猎手。他们用木器和石器捕猎、切肉和砸骨头，砸开骨头食用动物脑和骨髓，饮食从以植物性食物为主转变为以动物性食物为主，从此开创了旧石器时代。于是，他们的脑容量不断扩大，身体结构开始像现代人类，大约在230万年前进化为最早的古人类——能人。在旧石器时代早期，能人需要吃食肉动物剩下的腐肉和骨头，而骨头里的骨髓和脑组织为他们提供了大脑发展所需的绝佳营养。

随着食肉量和动物脂肪摄入的不断增加，古人类的肠道不断变小，脑容量迅速扩大。与此同时，他们的腿部变得更修长（行走更有效），拇指变得更粗壮（抓握更精准），声道横段和竖段趋于等长（发音更清晰）。能人大约于190多万年前进化为直立人，身体结构很像现代人，开始猎食较大的动物。直立人于70多万年前进化为海德堡人，开始固定捕杀大型动物。海德堡人于20万年前左右进化为智人，从此开始登上食物链的顶端。

保罗·雅米内博士和S. 雅米内博士在 *Perfect Health Diet* 一书中指出，考古发现和氮同位素检测都表明，在旧石器时代晚期，智人成为位于食物链顶端的食肉动物，其食肉性与狼、北极狐相比有过之而无不及。

随后，他们驯服了狼的表亲——狗，用于打猎、警戒和做伴。

在整个旧石器时代，食肉量增加、工具使用和语言交流与大脑发育相互促进，形成良性循环。到旧石器时代晚期，人类的大脑扩大了3倍左右，达到空前绝后的巅峰状态。这使得在相同体重的动物中，平均而言，人类的大脑是其他灵长类的3倍大，是其他哺乳动物的5倍大，而肠道却只有其他哺乳动物的1/2大小。

大约在50万年前，地球进入史上最冷的时期，地表1/3的面积被冰川覆盖，植物性食物十分稀少。为应对挑战，海德堡人学会了用火取暖，发明和改进了投掷武器，固定猎食大型动物，脑容量扩大到了与现代人相当的水平。到大约20万年前，智人在东非崛起。他们发明了鱼叉，大量食用鱼类和贝类，并熟练掌控了火，开始烹调食物（包括烤、煮、磨）。大约7万年前，智人的大脑新皮层特别是颞叶（含海马区）和前额叶似乎变得更加发达，有了想象力和抽象思维。他们创造出艺术和文化，发明针、灯、船和弓箭等新工具，开始织衣、编网、盖房子，进行长途贸易和大规模合作，最终成为全球唯一的霸主，傲立于整个食物链的顶端。

由于气候、人口和食物变化，人类曾经至少3次大规模走出非洲。最早一次估计集中在大约190万年前（如直立人），第二次大约集中在30

万～80万年前（如海德堡人），第三次集中在7万～15万年前（智人）。根据DNA检测结果，前面走出非洲的古人类都灭绝了，包括元谋猿人、北京猿人（直立人的后裔）、尼安德特人和丹尼索瓦人（海德堡人的后裔）等，现代人类是最后一批走出非洲的智人后裔。

大约20万年前，留守在非洲的海德堡人进化为智人。DNA检测表明，我们每个人的线粒体DNA（mtDNA）都来自母亲，并且都可以追溯到14万～20万年前一个共同的老祖母——线粒体夏娃。换句话说，我们可能都是同一个远古非洲妈妈所生的子孙后代。大约10万年前，智人的一支"定居"在非洲海岸，大量捕食鱼类和贝类。这些海鲜可为人类的身体和大脑提供丰富的营养，但它们自身的繁殖能力有限。随着人口的增长和海鲜的减少，这些智人沿着海岸不停迁徙，后来到达了红海和阿拉伯半岛。另外有部分智人沿尼罗河北上，到达地中海。

大致来说，智人从7万～15万年前走出非洲，于5万～10万年前到达中东和地中海地区。此后，一支于4万多年前去了欧洲，另外一支于6万多年前就到达南亚，其中一部分于6万多年前去往澳大利亚。还有一支于3万多年前来到东亚，其中一部分于1.5万～3万年前踏上美洲大陆。在此期间，人类经历了第四纪最后一次冰期——沃姆冰期，它开始于11万年前，结束于1.2万年前。

智人的文化突飞猛进，让生态系统猝不及防，造成生态失衡和物种灭绝。在最近5万多年里，智人波澜壮阔大迁徙的脚印踏遍五大洲，所到之处古人类全部绝迹，许多动物迅速减少或者彻底灭绝。例如，数万年前猛犸象曾经是人类餐桌上的美味，而它们和剑齿虎等大型动物在1万年前相继灭绝。动物大灭绝或许与冰期有关，但智人集体捕杀无疑是主因。至于古人类的绝迹原因，迄今是个谜。最新DNA检测表明，现代欧亚人的基因里有1%~5%来自尼安德特人①。

* * *

随着人口的增长、猎物的减少和冰川的消退,人类于1万多年前开始种植和养殖,逐步进入农业社会。冰川消退后,森林扩大,草原减少,有蹄动物数量进一步下降。与此同时,高脂坚果(如核桃、榛子)减少,出现了高淀粉种子(如栗子、小麦)。由于粮食直接生吃无法被有效消化,火被广泛应用于烹调,先祖们从此开始烹食谷类和豆类,并加热烹调其他食物。始料不及的事情发生了,他们的身体开始退化,疾病逐渐增多,健康寿命缩短。

考古发现,从1万多年前开始种植小麦等农作物以来,人类的身材缩小了30%以上,脑容量缩小了10%左右,出现了营养不良、贫血、蛀牙、佝偻病、骨质疏松以及频繁感染等健康问题。在土耳其和希腊等地,男人的平均身高由农业文明前的1.8米左右下降到了3 000年前的1.6米左右。在中国和日本,新石器时代早期农夫的平均身高在耕种水稻数千年后降低了8厘米。两万年前成年男子的脑容量约为1 500立方厘米,今天缩小到了1 350立方厘米左右,整整缩水10%②。

从各方面的资料看,包括《圣经》《周礼》和《黄帝内经》等典籍的记载,史前人类(成人)的寿命很长,许多人活到了120岁以上。例如,《周礼》说:"百二十岁为上寿,百岁为中寿,八十为下寿。"根据克里斯托弗·赖安博士和卡西尔达·杰萨医生提供的数据,史前成人的

---

① 参见以色列史学家尤瓦尔·赫拉利博士的名著《人类简史:从动物到上帝》(简体中文版)等。

② 参见罗伦·科登(Loren Cordain)的著作 The Paleo Diet 和丹尼尔·利伯曼的著作 The Story of the Human Body 等。

平均健康寿命估计在66～91岁，远高于今天北京人的平均健康寿命58岁。

克里斯托弗·赖安博士和卡西尔达·杰萨医生指出，考古学家曾经认为史前人类的平均寿命很短，推测成人寿命不超过35岁。这种说法已经在科学界和大众中间广为传播，但它错得离谱。因为考古学家那时所用的统计指标和估计方法都存在致命缺陷。

首先，史前婴儿死亡率极高，部分归因于弃婴。例如，在澳大利亚的部分土著部落，多达半数婴儿被人为遗弃。在统计上，这种现象的确使史前人类的平均寿命大幅度缩短。然而，如前所述，原始人一旦长大成人，其健康寿命可能很长，估计在60～90岁之间。

其次，考古学家过去依靠智齿发育程度来推算死者年龄，可是人类的智齿通常在17～25岁时萌出，一般不会超过35岁。这意味着，即使考古学家估计死者寿命为35岁，但他或她的实际死亡年龄应该是在35～120岁。

那么，为什么在进入农业社会后，人类的身体状况和健康寿命会大幅度下滑呢？因为农夫的饮食来源过于单一，通常以几种甚至一种谷物为主食。而谷物营养不全，充满毒素，且不易吸收。与之截然不同的是，在渔猎采集部落，例如在巴拉圭的阿齐土著（Ache），饮食种类丰富，且以动物性食品为主，包括78种哺乳动物、21种爬行或两栖动物、150多种鸟类、14种鱼类以及多种植物①。

更为重要的是，如前所述，美国科罗拉多州立大学罗伦·科登教授在 The Paleo Diet 一书中指出，人类的基因在过去1万年间几乎没有改变，而我们的饮食却变得面目全非。DNA检测表明，我们的基因在最近

---

① 参见克里斯托弗·赖安博士和卡西尔达·杰萨医生合著的 Sex at Dawn 等。

4万年间改变不到0.02%。然而，我们的食谱却从以肉食为主转变为以粮食为主，从以生食为主转变为以熟食为主。正是"旧基因"和"新饮食"的矛盾，导致人体迅速退化，因为我们的消化、代谢、免疫和神经等系统依然无法适应。

根据美国人类学家亨利·哈本丁（Henry Harpending）等人的研究，农耕历史越短的民族，采用现代饮食后发生的健康危机越大。例如，美国印第安人种植玉米的历史不到1 000年，澳洲土著则完全没有种植过，在采用高碳水化合物的西式饮食后，前者患上糖尿病的概率是欧洲裔美国人的2倍以上，后者患上糖尿病的概率为其他澳洲人的4倍多。

另外，在渔猎采集时代，部落成员集体生活和生产，共同分享食物和工具，拥有大把的闲暇时间。而在进入农耕文明后，出现了私有制、家庭和国家，人们从早到晚下地干活，不时地参与打斗或战争，为争夺土地、财富或女人，拼个你死我活。从此，占有取代了分享，阶级取代了平等，辛苦取代了悠闲，战争取代了和平，人们变得身心俱疲，出现了许多生理和心理问题。

在最近500年间，由于科学革命的推动，人类从农耕文明进入了工业社会和信息时代，出现了大社区、大都市和全球网络。从此，企业越变越大，而家庭却越变越小；"朋友圈"越变越大，但感情却越变越淡；寿命越来越长，可慢性病却越来越多。这到底是福还是祸呢？

正如以色列史学家尤瓦尔·赫拉利博士所说，**就算我们今天可能住在高楼大厦，家家户户的冰箱早就塞满食物，我们的DNA还记得那些在草原上的日子**。我们的身体更适合时而爬爬果树，时而追追瞪羚，时而看看动静，而不是整日弯着腰种地，长途晃着肩挑担，天天低着头看书，更不适合8小时坐着用电脑，雷打不动地玩手机，目不转睛地看电视。这些现代活动会严重损伤眼睛、颈椎、腰椎、关节、睡眠质量以及整体健康。

我们的身心或许更适合四海为家，随遇而安，现采现吃，活在当下，而不是被束缚在一片土地上或一幢房子里，担心秋后的收成或未来20年的房贷。我们的心理可能更适合一起吃饭，一起睡觉，面对面交流，而不是独处、独居和网聊。现在，越来越多的现代人患上焦虑、抑郁、失眠或其他精神问题（如精神分裂症、强迫症、自闭症或孤独症）。WHO的报告显示，全球平均每40秒就有1个人自杀，每年自杀死亡人数超过战争和自然灾害致死人数的总和。

根据尤瓦尔·赫拉利博士和丹尼尔·利伯曼教授等人提供的资料，在原始渔猎采集社会，一个部落通常有数十到数百人，活动范围大概在几十到几百平方千米，随着季节或食物变化不断迁徙，对环境几乎没有影响，不存在瘟疫或"传染病"。相反，在农业和工业社会出现了定居生活、城市和边境线，由此产生了史无前例的大量的垃圾、污染、蚊虫、鼠患、瘟疫，以及噪音、紧张、拥挤和压抑等文明副产品。

在过去2 000年间，由于营养不良（特别是缺乏动物蛋白）和环境污染（尤其是饮用水污染），人类的平均寿命不到40岁。进入19~20世纪后，随着动物性食品的增加、饮用水的净化以及居住条件的改善，婴儿死亡率大幅度下降，世界人口平均寿命不断延长，今天已经超过70岁。不过，全球成人平均健康寿命估计还不到60岁。

* * *

从上述进化简史我们可以得出以下几个重要结论。

第一，全人类同种同祖，甚至"一母同胞"，有着相近的遗传基因和生理结构，因而所需要的营养物质、生存环境以及活动方式是相似的。这一事实同时表明，四海之内皆兄弟，种族概念不成立，我们应该热爱所有的人，不分肤色、地区或者姓氏。

第二，现代人类诞生于赤道附近，在热带森林、草原和海滨的摇篮中成长和长期生活，因此所有人天性喜欢树林、草地、水域和海滩，并且最适合生活在热带或亚热带环境中。与此同时，人类正是冰期的产物，先祖们度过了无数个冰期，表明人类有超凡的抵御寒冷的能力（如果你身体粗壮或鼻子超大，那你有可能携带尼安德特人基因，耐寒能力可能更强）。在农业文明出现以前，地球上的环境是全天然环境（即天然环境）。

第三，在近300万年的旧石器时代，人类以渔猎采集为生，且以狩猎为主，饮食结构大体相同，主要包括肉类、鱼类、根茎类、蔬菜、水果、坚果，并且以肉食和生食为主。所以，我们每个人都是猎人的后裔，通常都喜欢吃这六类食物，并且最爱吃肉，本能地喜欢生食。这就是"旧石器时代饮食"，原则上适合所有人[①]。在农业和畜牧业出现以前，所有这些食物来自大自然，是全天然食物（即天然食物）。

在今天，尽管由于部分基因变异和肠道菌群改变，少数人可以代谢适量的淀粉、乳糖甚至酒精，但绝大多数人不适合代谢大量的谷物、牛奶和酒，更不用说工业化生产的食品，例如糖和植物油。因为根据进化形成的基因设定，我们每个人原则上都是以肉类为主食的杂食动物，尽管每个人的具体情况（基因及其表达）可能有所不同。

对229个渔猎采集部落的研究表明，平均而言，原始人饮食热量的70%左右来自动物性食品，30%左右来自植物性食品。动物性食品主要由肉类、鱼类和蛋类构成，植物性食品以富含淀粉的根茎类为主，并由含油脂的水果和坚果等作为补充。绝大多数部落的饮食结构属于高脂

---

① 参见马克·哈里斯的著作《好吃：食物与文化之谜》（简体中文版）。

肪、低碳水化合物型，其热量来源比例为脂肪占40%～70%，碳水化合物占10%～35%，其余为蛋白质①。

第四，人类是在劳动中进化，在运动中生活的。根据考古发现和对原始部落的观察，原始人有着强健的体魄，既是捕猎高手，也是运动健将，其身手可以与当今的一流运动员相媲美。事实上，只有那些既有体能捕获猎物，又有剩余能量成功交配的人种的基因，才最有机会在历经无数个冰期后遗传至今。所以，作为智人的后裔，我们每个人都有运动基因，具有运动潜能，是天生的"种子选手"②。

此外，原始人的生活内容大概包括但不限于以下全天然活动（即天然活动）：

- 吃喝：生吞活剥，茹毛饮血。
- 干活：体力劳动，终生不断。
- 休息：席地而坐，及时蹲便。
- 睡觉：开放场地，随时入睡。
- 做爱：公开场合，即兴进行。
- 洗护：冷水洗澡，沐浴阳光。
- 穿戴：赤脚走路，赤身露体。
- 心态：活在当下，慷慨分享。

值得一提的是，原始人没有现代意义上的房屋、衣服和鞋子，所以能够与空气、阳光、大地以及微生物亲密接触，和大自然融为一体。而在现代房屋里，平均只有不到5%的阳光可以照射进来。当我们穿上长袖衣服和裤子时，大约只有10%的皮肤暴露在外。不仅如此，原始人还可以与同伴和异性赤诚相见，亲密无间，没有秘密，没有嫉妒。

---

① 参见保罗·雅米内博士和S.雅米内博士合著的 *Perfect Health Diet*。
② 参见戴维·珀尔玛特所著的《谷物大脑》等。

此外，原始人也没有现代版的桌子、凳子和床，所以估计他们经常会蹲着或站着吃喝拉撒，跪着或者站着做爱。蹲下时胃受到腹部挤压，这样你不容易吃撑，还可以最彻底地排便。除了倭黑猩猩偶尔会面对面交配，其他灵长类和哺乳动物一般都进行"爬胯"交尾。这种"狗崽式"后进姿势插入最深，或许更符合两性的解剖结构，且可以随时随地跪着或站着进行。

人类学家实地考察和GPS定位追踪表明，现存渔猎采集者多数每天劳动3~6小时，每周狩猎2~3次。他们平均每天行走10 000~20 000步，女人平均一天行走5~10千米，男人平均一天行走10~15千米，在狩猎时奔跑1千米左右[①]。现代研究表明，与每天工作8小时、每周工作5天相比，每天工作3~6小时、每周工作3~4天的效率更高，创造力更强，身心更健康。

原始人主要在夜间休息，天黑后睡觉，天亮时苏醒，睡眠时间至少在9~10小时。人们在有星光、虫鸣、兽叫的开放环境下与同伴共眠，中间会醒来一次或数次。另外，他们白天困了也会随时小睡1~2小时。所以，原始人每天的总睡眠时间估计至少在10小时。

以东非大裂谷附近坦桑尼亚北部的土著哈扎（Hadza）部落为例。他们依然徒步狩猎，使用弓箭和斧头，没有汽车和猎枪。人们每天劳动5~6小时，男人一天行走大约11千米，女人一天行走大约6千米。他们以走路为主，较少跑步，包括在狩猎时。人们每天晚上9点左右睡觉，次日6:30~7:00苏醒，中午或下午小睡1~2个小时。由此可见，他们

---

① 参见丹尼尔·利伯曼的 *The Story of the Human Body* 和克里斯·克雷梭的 *Your Personal Paleo Code* 等著作。

每天的总睡眠时间是在10.5～12小时[①]。

哈扎人每天不停地活动，有时狩猎、爬树或砍柴，有时挖薯类或抱孩子，有时蹲着干活或进食，其他时候在游荡。这种交替式运动模式正是现在流行的健身法——高强度间歇式训练（HIIT）的原始版本。事实上，哈扎人的体脂肪率（身体脂肪占体重比例）接近今天的职业运动员：男人平均为13%，女人平均为21%。

* * *

在这本书里，我们说一件事情是"自然"的，是指先祖们曾经在旧石器时代长期经历过这件事情，否则就是不自然的。例如，喝水是自然的，但喝酒、茶或咖啡就是不自然的；无枕睡眠是自然的，但枕着枕头睡觉就是不自然的；走路或跑步是自然的，但开车或骑自行车就是不自然的。因为在旧石器时代，原始人根本没有饮料、枕头、汽车或自行车。

当然，我们无法回到旧石器时代。那么，我们今天该如何按照自然的法则养生，尽量做到不生病，使身体接近最佳健康状态呢？

如何才能不生病：自然养生法则

本书倡导的"自然养生"包括三大方面：天然环境、天然食物、天然活动。保证这三大方面，可保障人体正常运转（基因表达正常），没有

[①] 参见丹尼尔·利伯曼的著作 *The Story of the Human Body* 以及英国作者麦克尔·莫斯利（Michael Mosley）和佩塔·比（Peta Bee）合著的《轻健身》（*Fast Exercise*）等。

疾病（机体状态平衡），因为它们完全符合人体基因的原始设定（与基因编码相匹配）。

不幸的是，如今地球上只有少数原始部落才近乎完全符合上述三个条件（全天然或野生状态），例如前述东非大裂谷附近坦桑尼亚北部的哈扎人。一些偏远的长寿之乡接近满足这三个条件（"准天然"或"放养"状态），例如广西巴马深山里的瑶寨，可以做到：

- **天然环境**

空气：新鲜的，富含负氧离子（每立方厘米负离子超过1 000个）。

水源：干净的，富含氧气的活水（每升溶解氧超过8毫克）。

阳光：明媚的，四季可形成维生素D（紫外线指数在3以上）。

驻地：无污染、辐射、噪音，周围有树林（树林覆盖率超过40%）。

- **天然食物**

植物性食品：野生的或传统种植的植物（不用化肥、杀虫剂、除草剂、激素、转基因技术）。

动物性食品：野生的或放养的吃天然食物的动物（如野生的鱼、虾、贝，或者吃草的牛、羊、鹅以及吃虫子的鸡）。

- **天然活动**

吃喝：轻度烹调，直饮生水。

干活：体力劳动，户外进行。

休息：坐小凳子，及时蹲便。

睡觉：透气平房，早睡早起。

做爱：少年风流，老当益壮。

洗护：冷水洗澡，沐浴阳光。

穿戴：赤脚下地，袒胸露背。

心态：随遇而安，助人为乐。

值得一提的是，这些山里人虽然有了房屋、衣服和鞋子等"老三件"，但大多数家庭没有热水器、马桶和牙刷等"新三件"。

那么，城市人怎么办呢？我们只能创造条件，达到半天然或半放养状态：

- **半天然环境**

空气：保持24小时开窗通风，不开（或少开）空调，避免装修和使用新家具，杜绝合成材料。

水源：购买蒸馏水、纯净水，或安装反渗透（RO）膜净水器。

阳光：选择东南朝向的楼房，有条件的话旅居或搬迁到北纬37°至南纬37°之间的地区。

驻地：拒绝杀虫剂、洗涤剂，远离或关闭电器，铺鹅卵石、砖头或使用水泥地。

- **半天然食物**

选择有机食品、深海产品、食草动物产品，避免加工食品（特别是含有添加剂的深加工食品）。

- **半天然活动**

吃喝：尽量生、蒸、煮，饮用过滤生水，避免喝酒、咖啡、浓茶或包装饮料。

干活：多做体力活，尽量在户外进行，学会站着办公，蹲着干活。

休息：席地而坐，蹲着排便，不要憋尿，户外活动。

睡觉：裸睡，开窗，睡地板、榻榻米或硬板床，不用枕头（或用低枕头）。

做爱：不压抑性，必要时自慰。

洗护：坚持用冷水（或温水）洗澡，尽量沐浴阳光（暴露皮肤），不用洗护产品（可以用茶子粉或天然皂），不涂防晒霜，少刷牙和剔牙（必要时用牙线或牙缝刷），不用（或少用）牙膏（用唾液或海盐）。

穿戴：有条件时赤脚走路，少穿少戴（保持微寒），不穿（或少穿）内裤，不戴（或少戴）胸罩，不戴太阳眼镜，衣带鞋袜宽松，贴身衣服、鞋袜和卫生巾选择天然材质的（纯棉、麻、丝、毛）。

心态：淡泊名利，与人为善。

如果条件许可，尽可能从城里转移到山里，从室内转移到户外，从脑力劳动转变到体力劳动（"三转"）。唯有如此，你才能有效摆脱城市里的污染、辐射、噪音和紧张（"四害"），**从"圈养"和"饲养"转到**

"放养"或者"野生",避免身体慢性中毒和加速退化。

* * *

需要指出的是,房屋、衣服和鞋子的出现看似一种文明和进步,但实际上对身体有非常不利的一面。人类呼吸的空气流通性变差,新鲜度下降(氧气含量减少,二氧化碳增加),皮肤接受的冷空气刺激减弱,沐浴的阳光大幅度减少,接触的微生物种类显著下降,接地气的机会变得少之又少。此外,排便和做爱远不如从前自由方便,人类开始出现憋尿、憋便和性压抑现象,使泌尿、生殖和盆腔功能障碍成为文明病,包括但不限于尿急、尿频、尿痛、尿等待、尿失禁,以及阳痿、早泄、遗精或性冷淡等。此外,鞋子还使脚气和足变形成为文明病。

由于进化选择的结果,动物的生育能力通常与其健康状况和平均寿命成正比。例如,美国南加州大学莫林·麦卡锡(Maureen McCarthy)等人研究发现,被观察的31只雄性黑猩猩的平均寿命为29.3岁,其中17只阿尔法雄性黑猩猩(拥有交配权和统治地位的"老大",他们平均在29.3岁左右才被罢免,失去阿尔法雄性地位)的平均寿命长达33.4岁,而从未取得阿尔法地位的14只雄性黑猩猩的平均寿命只有24.4年。换句话说,阿尔法雄性比普通雄性多活1/3以上的时间,当后者步入寿终正寝的年龄时,前者在这个年龄尚未退役。

一只动物一旦失去生育能力,它一般会加速衰老并被淘汰。因为它的存在对种族的繁衍已经没有直接贡献,而且还要耗费资源。动物如此,人类亦然,因为我们也是大自然的一部分。这就是为什么女人在绝经后会加速老化,更容易出现骨质疏松和心脏病。根据我的推测,绝经后的女人之所以还能活很多年,可能是因为她的存在有间接促进生育的价值——照顾子孙(与其他动物相比,人类可以说是"早产儿",其完全独立和成长过程长达20年,其间需要妈妈、奶奶等人的照顾和教育)。

相比而言,男人的健康和寿命与其性功能和生育能力的关系更加直接。有研究表明,男人如果每年性高潮达到100次以上,寿命可以延长3~8年。反过来,健康长寿的男性可以近乎终生保持生育能力,纵使他满头白发甚至年过八旬。例如,《生命时报》2014年7月25日报道,新疆喀什的百岁老人图如普·艾麦提在2014年时122岁,曾经在79岁时娶其35岁的第三任妻子,在80岁以后生下一儿一女。

如果你鹤发童颜、身体健康并拥有地位,你的银发可成为长者智慧的光芒和权威的象征。在人类的近亲大猩猩群体中,每个领地上有一只银背大猩猩是老大——阿尔法雄性,它近乎独享与所有雌性的交配权。雄性大猩猩在12岁以前毛发通常是黑色的,称为"黑背大猩猩";在12岁以后性成熟时,它们背部的毛发变白,称为"银背大猩猩"。

* * *

与使用房屋、衣服和鞋子等"老三件"类似,使用热水器、马桶和牙刷等"新三件"表面上感觉舒服或干净,但实际上会分别造成免疫力下降、便秘和牙齿磨损等健康问题。

在漫长的进化过程中,人类的皮肤和身体已经适应与冷水和冷空气接触,包括无数个持续数万年的冰期。冷水或冷空气可以刺激体内褐色脂肪的生成和燃烧,提高机体的耐寒能力和免疫抵抗力。褐色脂肪具有强大的产热能力,是肌肉产热能力的10倍、肝脏的60倍和白色脂肪的300倍左右。此外,冷水澡还可以避免皮肤受热氧化,延缓皮肤老化,避免睾丸受热,保护精子发育。

人在蹲便时,肛肠角可以彻底打开,大腿可以向上挤压盲肠助其排空;与此同时,回盲瓣能够彻底关闭,盲肠里的粪便不会污染回肠或阑尾。而当你在马桶上坐便时，肛肠角只能打开70%左右，导致排便困难和宿便滞留，容易引发肛门静脉曲张而形成痔疮。与此同时，横膈向下挤压大肠，而回盲瓣可能关闭不严，盲肠里的粪便容易污染回肠或阑尾，引发肠炎或阑尾炎。

温斯顿·普莱斯医生毕生研究人类牙齿与营养状况，他发现原始人几乎没有蛀牙，特别是在那些以动物性食品为主食的部落。许多人在老年时依然拥有完整的牙齿和健康的牙周，而他们从来不刷牙，更没有洗过牙或见过牙医。这些人一旦改吃现代加工食品，特别是精制的糖和淀粉，无论是否刷牙，蛀牙患病率便成百倍地增加。即使他们生活的土壤和饮用水没有改变（因此含氟量保持不变），这种情况也照样会发生。这表明牙齿好坏与牙齿卫生以及含氟牙膏关系不大[①]。

无独有偶，WHO在2003年的研究报告中指出，口腔卫生（刷牙）与预防蛀牙之间，并无强力证据显示两者有明显相关性。

具有讽刺意味的是，现代人天天刷牙，却几乎人人有蛀牙或牙周炎，到老年时很多人牙齿脱落。实际上，刷牙会磨损牙釉质，损伤牙周组织，特别是如果牙刷太硬、用力过大、时间太长或次数过频，或者在饭后半小时内刷牙，以及牙膏中的摩擦剂太多时。另外，牙膏中含有诸多毒素，包括氟、洗涤剂（发泡剂）、黏合剂、保湿剂、杀菌剂、防腐剂、色素、芳香剂、甜味剂以及摩擦剂或塑料微粒等，而牙龈和口腔黏膜具有高度的吸附性和渗透性。其中，氟超标可导致氟斑牙和氟中毒，杀菌剂三氯生则可能致癌。

亲爱的朋友们，入口的牙膏尚且如此不安全，其他洗护用品的毒性

[①] 参见温斯顿·普莱斯的名著《体质大崩溃：原始与现代饮食最重要的真相》（繁体中文版）。

可想而知。

* * *

另外，现代的工作方式和锻炼方法也存在健康隐患。

如今，许多人白天在办公室静坐8小时，晚上去健身房跑步1小时，然后回家坐在沙发上看几小时电视或玩几小时手机，以为这是一种时尚而健康的工作和生活方式。然而，最新研究，如美国国立卫生研究院（NIH）的大型调查表明，长期静坐对健康造成的危害可能不亚于吸烟，并且很难被专门的锻炼所抵消[①]。这里所说的静坐主要是指"垂足而坐"，即坐在椅子、沙发或高脚凳上，臀部不低于膝盖，双腿可以伸直放松。

首先，人类是直立行走动物，善于长时间站立和行走，而不适合久坐。坐立时腰椎的压力明显增大，对你的椎间盘更是挑战。实验表明，在垂足而坐时，腰椎承受的压力可高达直立时的150%。

其次，人类是在没有椅子的环境中进化的，我们的生理结构适合席地而坐，但可能不大适合垂足而坐。古人一直席地而坐（跪坐或盘腿坐），中国人估计从宋代开始才流行高脚凳和垂足而坐，至今不过1 000年，我们的身体依然不能适应。我发现，中国许多地区的百岁老人爱坐小凳子休息或干活，其姿势为蹲坐——介乎于垂足而坐和席地而坐之间。我自己喜欢在石头、木头、山坡或沙滩上蹲坐看书。

在蹲坐或席地而坐时，你需要用脚或腿来支撑全部或部分体重，尤其是在跪坐和盘腿坐时。这样一方面你的腿部肌肉得到锻炼（同时燃烧

[①] 参见美国作者汤姆·拉思（Tom Rath）的著作 *Eat Move Sleep*、美国医生大卫·阿古斯的著作《无病时代：走出健康误区，终结盲目医疗》（简体中文版）以及格雷琴·雷诺兹（Gretchen Reynolds）的著作 *The First 20 Minutes* 等。

糖），另一方面你的内脏器官得到保护（没有被挤压），尤其是在跪坐时。相反，在垂足而坐时，你的腿部（以及腹部）肌肉完全松弛，犹如宇航员在太空失重一般。与此同时，内脏器官（特别是盆腔器官）受到挤压，横膈不能自由下滑（下滑时则会挤压膀胱等器官），裆部不能充分打开，从而可能影响呼吸、消化、循环、泌尿和生殖等系统的正常运行。

对健康人进行的试验表明，拄拐杖48小时后，不运动的那条腿氧化损伤增加，DNA修复受阻，循环代谢减慢，胰岛素敏感性下降。长期垂足而坐还可能导致腿部肌肉萎缩和关节退化，除非你有意识地去锻炼（但也不容易完全抵消）。研究者将年轻参试者一条腿绑定不动两个星期后，腿部肌肉平均减少485克，肌肉力量降低了1/3。即使接受自行车训练以恢复肌肉力量，也需要很长时间才能恢复[①]。

更糟糕的是，垂足而坐会使盆腔被身体的大部分重量压迫在椅面上，其中包括女性的膀胱、子宫和卵巢，以及男性的膀胱和前列腺。如果坐在软沙发上，男人的"命根子"——睾丸也会受到压迫。这些要害器官被压迫充血，男人的"底盘"——前列腺更是首当其冲。这或许可以解释为什么几乎所有都市男人，在五六十岁后都会有前列腺增生，出现尿急、尿频、尿不尽或性功能障碍。

遗憾的是，垂足而坐造成的损伤可能无法通过锻炼项目来有效预防或消除，例如目前流行的跑步和力量训练，无论你是在户外还是在健身房里进行。

在健身房的跑步机上跑步本身并不健康，甚至可能有害。大部分健身房里的空气并不新鲜，充满了地毯和健身器材挥发的有害物质以及健身者大口呼出的二氧化碳。跑步机会产生电磁辐射，并且可能损伤膝关

---

① 参见汤姆·拉思的著作 *Eat Move Sleep* 等。

节，因为在其上跑步是被动的，你的节奏很难与跑步机完全保持一致。如果一定要在室内的跑步机上跑步，可以先打开窗户，跑步时控制好速度。

更为关键的是，两条腿的人类适合走路，跑步是四蹄动物的专长。事实上，你我都跑不过小松鼠。我们的祖先会在觅食或迁徙时长途行走，在狩猎或战斗时短距离冲刺，但他们一般不会长时间持续快速奔跑。现代研究表明，跨越同样距离，通过走路明显比跑步消耗更少能量，人在跑步时要比其他哺乳动物消耗更多能量。今天，你偶尔短跑是必要而健康的，但马拉松式的快速长跑可能损害健康。有研究表明，过度运动会产生大量自由基和氧化损伤，导致免疫力下降。这也是为什么马拉松运动员容易患感冒、月经稀少、腿足损伤、心肌硬化甚至恶性肿瘤等病变。在2 000多年前的希波战争中，一口气从42千米外的马拉松跑到雅典送信的士兵当场死亡。

除了跑步机，健身房里的器材主要用于锻炼肌肉，但动作过于机械，过于强调局部力量训练。这可能造成肌肉分布不平衡，容易发生肌肉或关节损伤。力量训练非常必要，可以使60多岁的人思维敏捷，看起来像二三十岁的年轻人一样健壮。但你最好做整体锻炼的自然动作，而不是局部训练的机械动作，例如做壶铃摆动而不是杠铃卧推，做平板支撑而不是仰卧起坐。

我们的身体是"设计"来运动的，久坐必然导致退化。可以毫不夸张地说，椅子是现代人的"隐形轮椅"。我们需要离开椅子、凳子、沙发甚至床，回到地上或榻榻米上吃饭、睡觉、看电视和促膝谈心。我们需要转变到一种动态的生活、工作模式，像小孩子一样时而走，时而跑，时而站，时而蹲，时而坐，而非长久静坐不动，更不该总是垂足而坐。默认的动作应该是走动，而不是静坐。唯有如此，你方能青春永驻、宝刀不老，甚至使时光倒流、返老还童。

最新研究发现，站着开会和讨论问题能够更好地激发头脑风暴和员工创意。这表明站着办公和动态工作不仅有利于身体健康，而且可以维护大脑认知功能，提高工作效率和创造力。乔布斯因要求同事和客户边散步边开会而闻名，他的许多创意是在散步时产生的。据说，丘吉尔的部分著名演讲稿是站着撰写的。本书的大部分内容也是我站着写出的，读者朋友不妨站着、蹲着或席地而坐阅读。

近几年来，我尝试站着办公（专门按照本人身高定制了电脑桌），蹲着看书和看手机，每天坐的时间一般控制在4小时内。开始几周不适应，但睡眠立刻改善；几个月后活力倍增，肩颈等肌肉酸痛逐渐减退。

*　*　*

综上所述，自然养生（或放养养生）的核心要点可以概括如下（自然养生七大法则）：

- 选择天然、新鲜、整体的食物，饮食以肉类和鱼类为主，首选海鲜、牛羊肉、筋骨及其内脏，主食主要吃根茎类，粮食最好发芽或发酵后再吃。
- 烹调以生、蒸、煮为主，水果蔬菜尽量生吃，先吃生的，后吃熟的。食用油首选动物油，植物油首选椰子油、橄榄油、山茶油。
- 一日最好两餐，每餐七八成饱，肚子"咕咕叫"时再进食，进食时间段尽量控制在8小时以内（至少16小时保持空腹）。
- 保持24小时开窗通风。每天喝水5～10杯（每杯200～250毫升，或按体重的3%左右补水，根据出汗量调整），吃喝分开，先喝后吃。适度少穿少盖，冷水或温水洗澡，有条件时每日阳光下赤脚在大地上行走20分钟以上，露出脸部和四肢等处的肌肤。
- 戒烟拒酒，戒糖限坐，避免久坐不动，保持动态生活，有条件时站着办公，蹲着干活，席地而坐。每晚21～23点就寝，每天睡眠8～10小时甚至更多，行走10 000～20 000步，交替慢走和快走。

- 每周高强度锻炼20～60分钟甚至更多，至少包括2～3次冲刺，2～3次力量训练（如俯卧撑、平板支撑、深蹲、引体向上或举重），每次5～10分钟，采用HIIT模式，交替进行有氧运动和力量训练。

- 与亲友一起生活，必要时养宠物狗。有条件时每周做爱2～3次（根据年龄和状态调整），每次10～20分钟，必要时自慰。

我们在进行日光浴时，需要注意以下细节：

- 房间的朝向以东南方为最佳，有条件时每天沐浴晨光15分钟以上，以调节生物钟。

- 紫外线指数在3以上的阳光才能形成维生素D，通常只有早上10点到下午3点之间的阳光符合这个要求。

- 不能隔着玻璃，不能涂防晒霜，不要戴太阳眼镜，皮肤暴露越多越好，但要循序渐进，以不晒伤为原则。

- 避免洗涤剂、抗生素、抗过敏药、镇静剂、利尿剂、避孕药和降脂药（特别是他汀类）等化学物质，它们可能破坏人体保护层，或者产生光敏反应而导致晒伤。

- 有条件时每天晒太阳30分钟以上，阳光越弱、雾霾越大、肤色越深、暴露越少或年龄越大，需要晒的时间越长。

- 在北纬37°以北及南纬37°以南的地区，每年10月到次年3月的阳光太弱，通常无法形成维生素D，必要时应旅居或移居到北纬37°至南纬37°之间的地区，特别是患病者或肤色深的人。

- 适当多吃动物性食品，特别是富含胆固醇的食物，以保证合成维生素D的原料充足。

- 阳光或紫外线不足时，补充富含维生素D的食物，如鱼肝油、深海鱼、鳗鱼、动物肝脏、奶油、奶酪、蛋黄、香菇（晒干）等。

这里我要讲一个概念"接地气"。接地气的本质是把人体（导体）接地线，让人体接触与大地相连的导体或半导体，使人体静电释放到大地中，让大地中的自由电子流入人体。我们可以通过以下方法实现科学接地气：

- 赤脚走路（可以在草坪、沙滩、泥土、砖头、石头、水泥上行走）。
- 水中游泳（可以在大海、河流、湖泊、泳池里游泳）。
- 住在一层（使用泥土、砖头、石头、水泥地板，用土炕）。
- 连接地线（使用地线毯、地线垫，选择装有地线和三插座的楼房）。

科学接地气的时间应每次20分钟以上，每天40分钟以上，多多益善，并且坚持4个月以上，最好一直坚持。

为了保证有好睡眠，我们应注意如下细节：

- 坚持不喝茶、咖啡和酒等刺激性饮料。
- 一天至少吃0.25千克肥肉或0.5千克多脂鱼（具体数量因人而异）。
- 每天苏醒时躺和坐的时间控制在4小时以内。
- 每天蹲、站、走、跑、跳、游泳或劳动等体力活动保持在10小时以上。
- 无枕（或低枕）裸睡，有条件时卧室温度控制在16～21℃（或比白天至少低2～4℃），湿度保持在40%～80%。
- 卧室灯首选钨丝灯，其次为暖色日光灯或低色温LED灯（低于3 000K），每天注视荧光屏的时间不超过4小时，睡前半小时调暗灯光，并避免看手机、电脑、电视，起夜时不开灯或开小灯。
- 每晚21～23点睡觉，次日6～8点起床，清晨裸眼接受全光谱日光浴20分钟以上，赤脚在大地上活动20分钟以上。
- 睡前避免洗热水澡（改用冷水或温水），有条件时激情做爱10～20分钟，睡不着时可以高强度锻炼5～10分钟（如做俯卧撑或负重深蹲）。
- 睡前避免进食，特别是很热的饮食，必要时吃少量健康零食，特别是含褪黑素、色氨酸或Ω-3脂肪酸的水果或坚果，例如香蕉、樱桃、番茄、杏仁或核桃。
- 如果上述方法无效，可以考虑改行做体力劳动者，或移居到昼夜温差较大的原生态环境中，或者干脆采取随机间断式睡眠法，即不困不睡，困了就睡。

生病了怎么办：最少干预原则

首先，人体的许多变化纯属生理现象，而非疾病；而有些改变只是良性退变或临时失调，无需治疗。例如，婴幼儿心跳较快，运动员心跳较慢，年龄大的人血压逐渐上升，胆固醇缓慢增多；许多人在体检时会发现有心脏早搏、窦性心律不齐、肝血管瘤、肝脏囊肿、肾脏囊肿或慢性浅表性胃炎，女性有乳腺增生、子宫肌瘤、宫颈糜烂、盆腔积液、甲状腺结节或骨质增生（骨刺），男性有前列腺炎或前列腺增生。而核磁共振检查可以发现1/4的年轻人膝关节有毛病，每两个成年人可能有一个椎间盘突出。如果没有不适症状，你不必大惊小怪[1]。

另外，现代医学惯用统一标准诊断疾病，但这些标准变来变去，有很大随意性，更无法照顾每个人的个体差异和状态变化。例如，在20世纪，空腹血糖超过7.8毫摩尔/升才能诊断为糖尿病，现在只要你的空腹血糖超过7毫摩尔/升，就会被贴上糖尿病的标签。过去空腹血糖超过6.1毫摩尔/升为血糖异常，如今空腹血糖超过5.6毫摩尔/升即为血糖异常，被划为"糖尿病前期"（美国已率先执行）。

再如，正常人的心率为60～100次/分钟，但如果你的心肌像运动员一样发达，你的心跳可以低至40次/分钟，被誉为"运动员心脏"。许多人在家自己测血压正常，但去医院由于紧张被医生或护士"量出"高血

---

[1] 参见近藤诚的《不被医生杀死的47个心得》（繁体中文版）和尤格·布莱克的《无效的医疗》（简体中文版）等著作。

压，这种现象俗称"白大褂高血压"。

你的转氨酶指标偏高，并不表示肝功能一定受损，因为包括感冒、劳累、运动或怀孕在内的诸多因素，都可能导致转氨酶暂时升高。你的癌胚抗原（CEA）指标偏高，并不一定意味着患癌症，因为包括炎症在内的多种原因都可能造成CEA升高。反过来，即使各项体检指标正常，你也可能猝死。所以，你大可不必迷信体检或诊断结果。

根据《临床误诊误治》杂志主编陈晓红提供的数据，从20世纪50年代到2013年，国内年度误诊率始终保持在30%左右。在非典（SARS）初期，北京有1000多名流感病人被误诊为SARS，国内SARS的误诊率高达40%~78%。

根据德国医学编辑尤格·布莱克在《无效的医疗》一书中提供的资料，到医院就诊的人当中有3.7%~16.6%（平均超过10%）会成为医疗事故的受害者。飞机出事造成死伤的概率是5/1 000 000，而医疗事故导致死伤的概率却高达5‰，为飞机出事概率的1 000倍。《新英格兰医学杂志》指出："如果你不够留意，医院随时会变成危险场所。"

* * *

在全天然状态下，人一般不会生病。疾病不会无缘无故地产生，突然从天上掉下来。**除了极少数先天性缺陷，如果你生了病，那一定是你的环境、食物或活动中的某些部分在某个时候出了错**，包括使用疫苗、药品、保健品、化妆品或牙齿填充物等，违反了自然法则，与基因的原始设定相冲突，导致基因不能正常表达，机体状态失去平衡。所以，疾病只是结果，症状只是表现。

如前所述，疾病不仅无罪，而且有功。因为"症状即治疗"，它们是机体保护反应、自愈过程和修复机制的必要组成部分。以大家最害怕的癌症为例,它看起来是诅咒,但实际上或许是"祝福"。因为有观点认为,癌症可能是机体对抗慢性中毒或重复损伤所做的最后挣扎。身体企图把无法处理的体内垃圾集中在肿块里进行处理,以阻止毒素在全身大面积扩散。如果没有肿瘤出现,病人可能早已因为发生败血症而死亡[①]。

因此,我们或许需要彻底转变对待病症的态度:从敌视转为感恩,从抗拒转为接受,从恐惧转为自信,从失望转为乐观。

在古希腊神话中,普罗米修斯因帮助人类盗取火种,被掌管天界的宙斯用锁链束缚在高加索山上,并每天派一只恶鹰去啄食他的肝脏。但是,普罗米修斯的肝脏总是会很快恢复原状。今天的生物学证明,哺乳动物的肝脏的确有强大的再生能力。实验表明,大鼠的肝脏在切除2/3后可以再生,在2周内即可恢复原来大小。

再生医学告诉我们,人体的修复能力是与生俱来的,是生育能力的继续。DNA中的遗传信息拥有约32亿个碱基对和22 000多个编码基因,可以指导一个胚胎干细胞发育成一个完整个体,包含生成人体所有组织器官所需要的全部信息。在胚胎晚期,有一小群细胞没有完全分化,保留下来成为成体干细胞,用于日后再生或修复。

一旦身体某个部位的部分结构缺失,生育过程就会重新启动,用周围同种细胞或成体干细胞复制来修复(即再生性修复),或者用纤维结缔组织来修复(即纤维性修复)。再生性修复可以完全恢复损伤部分的结构功能,而纤维性修复则提供代偿性功能,并可能产生硬化而留下瘢痕。

人体的修复机制存在于从分子、细胞、组织、器官到心理等多个层次。DNA大分

---

① 参见安德烈·莫瑞兹的《癌症不是病:它是一种身体的求生机制》(简体中文版)以及日本自然医学会创会会长森下敬一博士的《癌症的治疗与预防》(译文繁体版)等著作。

子具有自我修复的机制，拥有制造修复自身的酶所需的全部信息，包括核酸内切酶、核酸外切酶、DNA聚合酶、DNA连接酶等。一旦DNA受损，修复过程就会自动启动，包括切除修复、重组修复和SOS修复等。以常见的切除修复为例，我们知道，DNA分子是双螺旋结构，当DNA分子的一条链受损时，核酸内切酶就会在损伤部位切开，接下来核酸外切酶将损伤部分切除，DNA聚合酶以另一条完整链为模板进行局部复制。DNA连接酶将复制的部分连接到切除的位置，使受损的DNA得到完全修复。

由于进化过程的优胜劣汰，遗传至今的再生机制能够最优分配资源，使身体中容易损伤部位的再生能力较强，如角膜、皮肤和血液等，可以在较短时间内修复。角膜部分受损后在24小时内就可以修复。皮肤受伤后通常3天后结痂，7天后伤口基本愈合，14天后瘢痕开始变白，1个月后皮肤基本恢复正常，3个月后完全修复。此外，呼吸道和消化道黏膜、子宫内膜，以及血管内皮等组织也容易受损和再生。另据报道，手指端、脚趾头，甚至整个肋骨等都有机会再生。

内脏的修复相对困难，但并非不可能。人的肝脏在切除70%以后，大部分在2个月内就会长出来。胰腺或胰岛在切除50%~90%后也可以再生，包括β细胞。过去认为肾脏再生能力有限，但最新研究发现，肾小管和肾小球都可以再生。过去认为哺乳动物心肌再生能力极弱，但最近发现心脏上布满不断自我更新的干细胞。大鼠实验已经表明，心肌硬化可以消除。过去认为神经细胞不能再生，现在发现神经元或脑细胞可以再生，特别是在用于记忆和学习的海马区。

由此可见，你的身体才是世界上最棒的医生——独一无二的超级医生。它掌管着你所有器官再生所需的全部动态信息，并会运用这些信息优化组织修复过程，可以恢复几乎所有受损的细胞。这些信息不在你的意识中，更不在医生的脑子里。因此，几乎任何人为干预都可能是盲目的，犹如"盲人骑瞎马，夜半临深池"，后果不堪设想。

换句话说，你要相信自己的身体，它拥有32亿个碱基对排序的DNA大数据，凝聚了大自然35亿年的物种进化选择智慧，具有无与伦比的再生修复能力。所以，**对于绝大多数身体可以自愈的疾病，不干预就是最好的治疗；对于其他需要医学介入的疾病，人为干预也应当尽量最少。**

这就是本书倡导的康复过程的"不干预原则"或"最少干预原则"。

* * *

根据康复过程的"不干预原则"或"最少干预原则"，我们需要克制一切对身体的不自然的人为介入，包括但不限于以下几个方面：

- 不要随便揉眼睛或挖耳朵、鼻子、肚脐眼。
- 不要轻易补牙、洗鼻、洗肠、洗肾。
- 不要频繁洗脸、洗澡、刷牙、剔牙、美容、美发、染发、美甲。
- 不要经常或长期做按摩、泡脚、修脚、搓背、泡温泉、蒸桑拿、香薰、刮痧、拔罐、针灸。
- 不要滥用护肤品、化妆品、防晒霜、创可贴、消毒水、漱口水、洗手液、护理液或妇科洗液。
- 不要动不动做B超、核磁共振、X线、CT、PET-CT、胃镜、肠镜等检查或者癌症筛查。
- 不要急于或长期用药止痛、消炎、退烧、止咳、止泻、安眠、降压、降糖、降血脂、抗过敏、抗抑郁、抗肿瘤，包括口服、注射、输液或外用药物，无论是西药还是中药（药食同源例外），除非必须用。
- 不要盲目做人工流产、剖宫产、冠状动脉搭桥手术、上冠状动脉支架、动手术、化疗或放疗。
- 不要轻信疫苗、干细胞、纳米技术、生物制剂或免疫疗法等高科技手段或"灵丹妙药"。

举例来说，我曾经喜欢掏耳朵。结果越掏越痒，越痒越掏，最终导致耳朵发炎疼痛，甚至听力受到影响。后来却发现，耳垢是耳道内耵聍腺产生的油性分泌物，对鼓膜和耳道有屏障、滋润和调节酸碱度等保护作用，过多时通常会在咀嚼或运动时自动掉出。停止掏耳朵几个月后，我的耳朵和听力恢复如初。最近，美国耳鼻咽喉学会也提醒大家，不要将包括棉签在内的任何东西塞入耳朵，掏耳朵会使耳垢越来越多，并将其推进得更深。

再如，我过去脚底有个"鸡眼"。每次长大后都要修平，结果越修越长，几年不见好，变得又大又黑又痛。后来干脆不理，避免过度摩擦和挤压，结果越变越小，两年后基本消失。"鸡眼"通常是局部（如脚底某处）长期受力不均的结果，与姿势不对称或鞋袜不当等有关。实际上，"鸡眼"本身是一种纤维性修复。

有调查发现，经常使用护理液冲洗阴道的妇女患性病或阴道炎的风险增加，但性生活后只用清水冲洗阴道却没有风险。原因是护理液破坏了阴道的正常酸碱度，导致阴道菌群失衡。冲洗越频繁，盆腔感染的危险性就越大。

剧烈运动后肌肉疼痛或关节肿胀时，我们通常会想到按摩、冷敷或吃止痛消炎药。然而，《纽约时报》体育专栏作家格雷琴·雷诺兹在其畅销书 The First 20 Minutes 中指出，最新研究表明，这些方法不但无效，而且有害。实验显示，按摩并不能增加劳损肌肉的供血，反而会减少供血，因为每次按摩会阻断大小血管的血流。随机对照试验表明，运动损伤后接受冰敷，次日的肿痛比不用者只多不少。

至于止痛消炎药，调查研究发现，赛跑运动员在服用布洛芬后，赛中和赛后的疼痛没有减轻，而炎症却比不服用者增加，并且出现了轻微肾损伤和低度毒血症。动物实验证明，布洛芬和阿司匹林等非甾体类抗炎药通过抑制前列腺素止痛，但这可能会影响胶原蛋白的合成，使肌肉和关节损伤的修复减慢，并可能造成消化道溃疡、出血甚至穿孔或者肾衰竭。

＊＊＊

　　那么，这是否意味着我们在生病后无事可做呢？当然不是。你可以对照前文的自然养生法则做两方面的事情：纠错（去除非自然事项）和调理（补充自然事项），即在你生活的环境、食物和活动清单里做加减法。

　　几年前的一个夏天，我突然眼睛水肿，浑身布满疹子，特别是背部。皮肤到处瘙痒，夜间无法入睡。仔细检查后发现，这应该是几天前光着身子在沙发上午睡的结果。那是个破旧沙发，许多地方出现裂痕和漏洞，而其中的化学物质可能导致"中国沙发皮肤炎"。2008年，欧洲多国暴发原因不明的湿疹，有些病人甚至被误诊为皮肤癌，但进一步调查后发现，这些人都使用过同一批中国制造的沙发，其中添加了禁用的皮革防腐抗菌剂[①]。

　　后来我改在地板上铺草席睡觉（去除非自然事项：睡劣质沙发），每天大量喝水（补充自然事项：饮用纯净水），3天后所有过敏症状消失。

病因不明如何处理：整体养生原则

　　如果你生了病，但又搞不清在环境、饮食和活动中到底哪里出了错，甚至根本不知道自己得了什么病，即"病因不明"，那又该怎么

---

　　① 参见台湾人本自然编辑部编著的《毒家陷阱：那些你以为对的却毒死你的错误生活方式》（繁体中文版）。

办呢？

根据WHO统计，医学界定义了至少10 000种疾病，癌症或肿瘤就有100种以上，其中脑瘤又可以细分为100多种类型。但如前所述，大部分疾病特别是慢性病，都病因不明，包括癌症在内。

不断划分和命名疾病可能有利于诊治收费和卖药赚钱，却忽视了病人的整体健康。柏拉图说过："**整体健康，局部才能健康。**"人体是一个自稳态系统，通过神经和内分泌信号的负反馈调节，可以使体温、血压、血糖和酸碱度等内环境参数保持在一个稳定范围。人体又有强大的再生修复能力，如果一种疾病久治不愈，即成为"慢性病"，那一定是身体的整个系统遇到了麻烦，使调节失灵或修复受阻。

由此可见，慢性病通常都是系统问题，而非局部问题，从蛀牙、白内障、类风湿到恶性肿瘤一概没有例外。而系统问题必须整体解决。如果你有蛀牙，牙医给你的专业建议不外乎刷牙、洗牙、拔牙或补牙等局部处理，其结果常常是一颗解决了，另外一颗又出问题了。然而，温斯顿·普莱斯医生发现，蛀牙一般不是局部问题，其根本原因可能是整个身体的营养不良，特别是缺乏维生素A、维生素D和维生素K。只要摄入优质动物脂肪，如骨髓、牛油、奶油或鱼肝油等，即可预防和控制。我们也发现，如果你的牙齿容易在冬季出现问题，如对冷热敏感，通过多晒太阳和多吃动物内脏就有希望得到解决。

再如，如果一个部位长出恶性肿瘤，那可能是整个身体修复机制失灵和再生过程失控的结果。身体在遭受重复损伤或慢性毒害后，细胞的线粒体可能会严重受损，血管、淋巴管或细胞膜可能会长期堵塞，内环境就会出现慢性缺氧。于是，部分细胞被迫进行无氧呼吸，成体干细胞分化受阻，受损细胞或缺失组织（包括DNA）无法得到修复补充，刺激干细胞无休止分裂复制，形成癌细胞。癌细胞可以在低氧或无氧环境中生长繁殖,从糖发酵产生的乳酸或腐败毒物中取得能量,而你的免疫系统对此束手无策,因为免疫细胞只能在有氧环境中发挥作用——对癌细胞进行监视和清除[1]。

在我看来,肿瘤实质上可能是多细胞生物在恶劣环境下被迫向单细胞生物回归的一种返祖现象。肿瘤似乎是介于多细胞生物和单细胞生物之间的一种"低分化生物",其中良性肿瘤细胞分化程度较高(如脂肪瘤中的细胞分化为脂肪细胞),线粒体可以进行有氧代谢,而恶性肿瘤细胞的分化程度较低,线粒体丧失有氧代谢功能,只能进行糖的发酵。所以,恶性肿瘤病人通常伴有高血糖和高乳酸水平,并会产生全身性炎症和疼痛反应。

哪里细胞损伤或慢性缺氧严重,哪里糖或乳酸供应充足,肿瘤就容易在哪里形成、长大或转移。这正如蘑菇容易在潮湿的朽木上冒出,蓝藻容易在不流动的污水里暴发,霉菌容易在不通风的腐质中繁殖一样。美国科普作家特拉维斯·克里斯托弗森阐述了这样一种观点:手术切除或放、化疗不能恢复线粒体或改善缺氧状况,反而增加损伤和毒害,刺激癌细胞转移,所以成功率通常很低。而一旦病人改变饮食和生活环境,停止糖的供应和进一步的损伤或毒害,使身体内环境恢复供氧,新的癌细胞就不易形成,已有的癌细胞也难以生存——分化为正常细胞、自噬凋亡或被免疫细胞吞噬[2]。

有鉴于此,对于疾病,特别是慢性病的预防和控制,我们或许需要

---

[1] 参见美国波士顿学院托马斯·赛弗里德(Thomas Seyfried)教授的开创性著作 *Cancer as a Metabolic Disease: On the Origin, Management and Prevention of Cancer* 等。

[2] 参见安德烈·莫瑞兹的著作《癌症不是病:它是一种身体的求生机制》、特拉维斯·克里斯托弗森的畅销书 *Tripping Over the Truth: The Return of the Metabolic Theory of Cancer Illuminates a New and Hopeful Path to a Cure* 等。

彻底转变思维：从关注疾病转向关注病人，从分析人体内部指标转向分析食物输入和内外部环境，从运用医学手段干预转向运用生活方式调理。重要的不是诊断病人得了什么病，而是发现病人的生活方式出了什么错；不是简单用什么药控制某个指标，而是补充什么营养修复某些细胞；不是简单切除或辐射某个器官组织，而是改变饮食和内外部环境。

* * *

如前所述，人体是由细胞和细菌组成的，制造细胞和细菌的原料来自食物而非药物；细胞的再生和菌群的恢复依赖营养，药物有时只能添乱。用药物治病，可能一种病没有治好，另外一种病又出现了。而用营养治病，一种病治好了，其他病大都也会随之烟消云散。其原因在于，用营养治疗通常可以促进整体健康[①]。

实际上，只有整体健康了，疾病才可能自动消失。以下是我的"整体养生原则"，也许你不知道自己得了什么病或者因为什么原因得的病，但只要没有先天性的遗传缺陷，没有无法挽回的损伤，马上进行如下行动，你就有希望康复。

● 停止进一步的伤害或干预，如污染、辐射、创伤、压力、有害（或非必需）药物或介入等。

● 补充全营养食品，如海产品、动物内脏、骨髓、生果蔬、生坚果等。

● 从事天然活动，如交朋友、晒太阳、接地气、按时睡眠、间歇式运动等。

美国著名营养学家阿德勒·戴维斯举了个例子，因为缺乏烟酸（维生素B_3）引起的口腔溃疡，如果补充含有烟酸的酶，在数小时之内便可

[①] 参见阿德勒·戴维斯（Adelle Davis）的名著《戴维斯营养健康宝典》系列（简体中文版）等。

康复；补充大剂量烟酸需要一两天；吃熟的肝脏需要3天。

要补充说明的是，肝脏富含B族维生素，包括烟酸。生的肝脏也富含酶，所以生吃动物肝脏可能会加快口腔溃疡的恢复。有一次我得了口腔溃疡，快1周了都不见好转，吃了生牛肝后第二天就好了。其实，肝脏是一种高度浓缩的全营养食品，特别是生肝，可以辅助治疗诸多营养不良的疾病，食用时甚至无须知道自己缺乏什么营养。但食用肝脏时应选择食草动物的肝脏，例如牛、羊和鹅肝；应避免选择食用饲料、激素、抗生素的动物（如机械化养殖的猪、鸡、鸭）的肝脏。

戴维斯在她的《吃的营养与治疗》一书中说，她用食疗治好了不少"不治之症"，而她对这些疾病一无所知。营养疗法甚至可以治愈某些先天性疾病，如先天性心脏病或心脏畸形，使许多小孩长大成人，避免心脏手术，甚至可以活跃于运动场上[①]。

* * *

是的，尽管我们无法改变自己的基因，但可以改变基因的表达方式。因为每个细胞DNA都拥有同一个体的全部遗传信息，但其中大部分基因是关闭的，只有少数基因表达出来。而具体哪些基因关闭，哪些基因表达，可以因环境不同而不同。所谓"橘生淮南则为橘，生于淮北则为枳"。鸡蛋在37.5℃的环境中放置21天可以变为小鸡，而在30℃的环境中放置21天则变成臭蛋。

如果说遗传给"枪装上了子弹"，那么环境才是"扣动扳机"的那一位。身体具有某种遗传缺陷或易感倾向并不意味着你注定会患某种疾病，而要视后天具体行为和环境而定。假如你天生缺乏分解乙醇（或乙

---

① 参见《戴维斯营养健康宝典》之2——《吃的营养与治疗》。

醛）的酶，如果你酗酒，患肝癌的概率的确会很高；但如果你从不饮酒，患肝癌的概率就会大幅度缩小，与普通人没有差别。

动物实验表明，饮食生活方式的变化可以改变基因表达，甚至能够弥补基因的先天性缺陷。例如，每天限制在8小时内进食，可以让有易胖基因的小鼠变得苗条；间断进食，如隔天进食，能够使先天易患痴呆症的小鼠保持灵敏；高强度间歇式运动，如1周在转轮上跑3次，则可以让有早衰基因的小鼠保持青春[①]。

无论是动物还是人类，适度挑战可以激活长寿基因Sirtuin和脑源性神经营养因子（BDNF），如间歇式的饥饿、寒冷或高强度运动。一旦被启动，Sirtuin基因编码的蛋白家族能够扫描所有基因，并修复受损的基因。而BDNF基因编码的蛋白质可以刺激神经干细胞分化，使脑细胞再生。

人类正是在这样的环境下进化的，即不断面临饥饿、寒冷、劳苦和危险的挑战。根据进化选择，只有那些能够应对饥、寒、苦、险等危机的基因才能遗传下来。在今天，如果保持适当的饥饿、寒冷、劳苦和风险，可以使我们的身体胖瘦适中而充满活力。相反，如果整日过度温饱安逸，则会令你变得臃肿不堪，甚至百病缠身。

虽然过度的或持续的挑战可能伤害身体，但适度的或间歇式的挑战却会让你更加强大。例如，过大的负重无疑会压垮身体，但每周做3次左右适当费劲的负重深蹲，每次5～10分钟，则可以使你的肌肉更加发达，力气变得更大。研究表明，遇到挑战时人体会分泌更多的压力激素——皮质醇。虽然持续高水平的皮质醇会造成失眠、高血压、溃疡

---

① 参见大卫·兹恩科赞克所著的 *The 8-Hour Diet*，麦克尔·莫斯利和佩塔·比合著的《轻健身》（*Fast Exercise*）和 *The Fast Diet*，格雷琴·雷诺兹的著作 *The First 20 Minutes* 等。

病或肌肉减少、骨质流失，但适当的皮质醇水平可以减少炎症和过敏反应，帮助创伤恢复。

好消息是，我们可以通过选择符合或接近人类进化过程的天然环境、天然食物和天然活动，使自己的基因恢复或接近原始设定，并修复部分受损的基因（DNA），关闭不利的基因表达，打开有利的基因表达，从而使身体恢复或接近健康状态（基因正常表达）。举例来说，我们可以通过力量训练，关闭使肌肉减少的基因表达，开启使肌肉形成的基因表达，从而避免肌肉萎缩，恢复肌肉弹性，增强身体活力。

* * *

不管是先天性缺陷还是后天性疾病，在病因不明的情况下，你首先应当排查是否是药物造成的。如果不是，可以尝试改变饮食。如果食疗无效，你可以接着改变环境。如果两者都不起作用，你可能需要改变生活活动内容，特别是调节睡眠和生物钟。如果仍然无效，你或许需要改变心态，尤其是改变对疾病和人生的看法，调整压力和人际关系。

当然，你也可以多管齐下，一步到位，以加速康复，增加胜算。这就是本书倡导的整体养生原则，即全面调节饮食、环境、生活和心态。

如果一切调整到位，剩下的只是时间问题。由于各种细胞的再生周期不同，加上年龄、体质和损伤程度等因素的影响，每个特定疾病恢复的时间各不相同。尽管如此，各种疾病的康复周期大致如下：

- 3～5天疗程：机体暂时性失调（如感冒、腹泻和皮肤过敏等）消除。因为呼吸道和消化道黏膜上皮细胞再生周期很短，例如胃肠黏膜平均每3～5天可以更新1次（肠绒毛每2～3天即可更新1次），角质细胞在表皮外层每3～4天可以更新1次。
- 2～6周疗程：表层（如皮肤和内脏表面）损伤和急性炎症康复。因为肺部等内脏表面的细胞每2～3周可以更新1次，表皮和子宫内膜等每4周可以更新1次，生育后子宫需要6周复位。

- 2～7个月疗程：深层（如骨肉精血和肝肾等实质器官）损伤和慢性病康复。因为骨痂在骨折后2个月即可形成，精子的生成需要74天，卵子的生成需要85天，红细胞每120天可以更新1次，肝细胞每150天左右可以更新1次，肝脏在切除2/3后半年内可以恢复到原来大小，胎儿各器官在怀孕7个月后发育齐全。

- 1～3年疗程：核心层（如心肺和大脑等重要器官）损伤和重症康复。因为肺部等器官深处的细胞需要1年左右的时间更新，神经细胞的再生可能需要大约1.5年（参照脑卒中人群的恢复周期推测）。此外，人体胚胎细胞可以分裂40～60次，每分裂1次的平均周期约为2.4年。

实践证明，不管病因是否清楚，只要整体调理到位，本书所倡导的整体养生疗法都能够预防和控制多种疾病，包括许多医学界盖棺定论的"不治之症"。无论是重感冒、哮喘、胃病还是肠炎，无论是肥胖、"三高"、肝炎还是肾炎，甚至糖尿病、冠心病抑或癌症，都有希望通过改变饮食、环境和生活方式得到缓解或消除。

| 第四章 |

正确对待疾病

人体是一个极其复杂的动态系统……牵一发而动全身,并且瞬息万变。除了外伤、感冒或腹泻等简单问题,我们的身体通常要么没病,要么会有多种疾病并发,涉及一个或多个系统故障,并且随时随地都在变化,需要整体解决方案和动态连续调整。

——西木

治疗疾病，从解决肠道渗漏开始

自从哈佛大学医学院保罗·里德克教授发现心血管疾病与血管炎症的关系以来，越来越多的研究发现，几乎所有疾病都与炎症有关[①]。从心脑血管疾病到糖尿病，从肥胖到过敏，从风湿病、精神类疾病到癌症，一概没有例外。实际上，任何疾病都是细胞损伤的结果。当细胞大量损伤时，就会产生血管反应，表现为组织炎症。急性损伤导致急性炎症和急性病，慢性损伤造成慢性炎症和慢性病。慢性炎症可以发展为溃疡或硬化，甚至可以转化为癌症。

从微观层面来讲，引起细胞损伤的主要途径是细胞膜。在正常情况下，健康完整的细胞膜会阻止异物进入细胞。一旦细胞膜有缺陷，毒素就会乘虚而入，污染和破坏细胞器甚至DNA。而细胞膜的流动性和完整性主要依靠胆固醇维持，缺乏胆固醇是细胞膜发生缺陷的重要原因之一。所以，摄入足够的动物性食品是保护细胞和预防疾病的前提步骤。

从宏观层面来讲，引起慢性炎症的主要途径有皮肤、呼吸道、消化道和泌尿生殖系统，但绝大多数来自肠道。这也是为什么人体70%以上的免疫细胞分布在肠道，使其成为免疫主战场的原因。在正常情况下，健康完整的肠壁会阻止异物进入血液。一旦肠道出现渗漏，毒素和未消化的食物就会进入血液，对机体细胞造成污染和伤害。如果进来的异物

---

① 参见莎拉·巴伦汀的《恐怖的自体免疫疾病疗愈圣经：你根本就不知道你也得了这种病》（繁体中文版）。

是蛋白质，并与人体的某些组织成分极为相似，以至于免疫系统无法区分，那么免疫细胞就有可能同时攻击入侵的蛋白质和与之相似的人体组织。这个过程可能引发自身免疫性疾病，包括溃疡性结肠炎、节段性回肠炎、类风湿性关节炎、强直性脊柱炎、多发性硬化症、重症肌无力、干燥综合征，以及皮肌炎、牛皮癣、白塞病、红斑狼疮和桥本甲状腺炎等上百种疑难杂症。

根据哈佛大学医学院阿莱西奥·法萨诺教授、日本医生崎谷博征博士和美国医生彼得·奥斯朋（Peter Osborne）等人的研究和总结以及我的养生实践经验，引起肠道渗漏的物质主要有以下10种[1]。

- 抗生素。
- 激素，特别是口服避孕药和糖皮质激素（如强的松、可的松）等。
- 非类固醇消炎止痛药，例如阿司匹林、对乙酰氨基酚和布洛芬等。
- 酒精。
- 糖。
- 麦制品。
- 豆制品。
- 奶制品。
- 刺激物，例如茶叶、咖啡、辣椒等。
- 化学品，例如除草剂、杀虫剂、食品添加剂、牙齿填充物、塑料等。

无论你患何种疾病，你都应当尽量避免摄入这些东西。因为它们可能会破坏肠道和肠道菌群，从而引发一系列疾病，包括但不限于肠道疾病、脑部疾病、血管病变和免疫性疾病等。为远离疾病，摆脱这10种物质你可能就成功了一半，而成功另一半的希望在于强化营养和对症调理。

---

[1] 参见崎谷博征的著作《原始人饮食法：吃基因最需要的食物》（繁体中文版）、彼得·奥斯朋的《无谷物饮食法》（繁体中文版）等。

常见病饮食、生活调理建议

在我看来,疾病的划分和命名有很大的随意性和片面性,并且是相对静止和固定的模式框架,很难完整、准确地反映身体的真正状况。人体是一个极其复杂的动态系统,由10万亿以上个细胞和100万亿以上个细菌组成,牵一发而动全身,并且瞬息万变。除了外伤、感冒或腹泻等简单问题,我们的身体通常要么没病,要么会有多种疾病并发,涉及一个或多个系统故障,并且随时随地都在变化,需要整体解决方案和动态连续调整。

本章介绍了20类常见病的饮食、生活调理建议,仅供探索食疗或追求自愈的读者朋友们参考。如果是急症,或者你想通过药物、手术或介入治疗,请咨询医生。

亚健康、贫血、消瘦

如果你持续身体不适或状态不佳,医生又说你没病,这就叫亚健康。亚健康实际上是病因不清的退化病,但通常与环境不佳、营养不良或运动缺乏有关,解决办法见第三章,特别是关于"整体养生原则"的内容。

倘若你状态不佳是因为贫血(通常为营养性贫血,如缺乏铁、叶酸或维生素B_{12}),最有效的解决方法是食用红肉,特别是吃草的牛羊的肉、血和内脏(如肝、肾)。如果你坚持吃素,那就要多吃发酵食品(其中可能含有少量维生素B_{12}),必要时可直接补充维生素B_{12}。

过度消瘦一般也是营养不良的结果。可能是因为饮食缺乏营养，特别是动物蛋白和脂肪，这时你只要多吃海产品、动物内脏、肉骨筋髓、蛋类、生果蔬和生坚果即可。也可能是消化吸收有问题，那就要避免直接吃粮食，主食吃根茎类、薯类和经过发酵或发芽的谷物。如果你依然有消化问题，则可能需要暂时告别麦制品（特别是乳糜泻病人）和豆制品，更多解决办法参见本章关于胃病和肠炎部分。还有一种原因是缺乏锻炼或光照，这种情况下你只要增加力量训练和日光浴，就有希望加速肌肉和骨骼的生长。

肥胖

肥胖是典型的"文明病"，因为原始人和野生动物没有肥胖现象。在自然状态下，人和动物吃天然食物，不会出现代谢障碍，体内储存的脂肪会在饥饿、寒冷、运动和睡眠（或冬眠）时燃烧掉。在巴布亚新几内亚的基里维纳岛，男人和女人的体重指数（BMI）平均分别为20和18。

我们的经验是，只要严格按照以下方法（自然减肥的"五驾马车"其核心是控制糖和米面，但不限制肉类和蔬菜），大部分人有希望每天甩掉250克左右的赘肉，特别是在第一周甚至第一个月（具体情况会因体重和体质差异而不同）。这是我们倡导的一种"零饥饿减肥法"，你可以大口吃肉、大口吃菜，照样可以减肥。具体方法如下：

- 吃天然食物，避免加工食品，尤其要远离精制的糖（特别是果糖）、淀粉（特别是麦制品）和植物油（特别是亚油酸）。以肉类（特别是海鲜和食草动物的肉）和蔬菜（特别是绿叶蔬菜）为主，尽量生食，或吃轻度烹调（蒸或煮）的食物，进餐时先吃生的食物（如水果和生蔬菜）。主食吃根茎类和薯类，严格控制粮食（特别是细粮）的摄入。如果一定要吃，可用少量米代替面（加醋或柠檬以及油脂）。

- 每餐可以吃饱，但要限时进食。每天最好两餐，进餐时间段控制在8～12小时内。每天至少禁食12～16小时，但可喝水和吃少量健康零食。夜间禁食，晚上10

点后不要再吃东西。不吃或少吃零食，要吃就吃生坚果和低糖水果，永不吃撑，不饿不吃。不喝饮料，足量饮水。

- 营造微寒环境，多开窗，多进行户外活动，适当少穿少盖，用冷水或温水洗澡。

- 彻底打破久坐不动的状态，每坐半小时到1小时站起来走几分钟。或者站着办公，蹲着看电视或手机。能走不站，能站不蹲，能蹲不坐。若有时间专门运动，可采用HIIT模式，交替进行有氧运动和力量训练。经常快走，偶尔快跑，冷水游泳效果最佳。

- 避免或减少夜生活，晚上9~11点入睡，次日自然醒。开窗裸睡，用偏薄的被子，保持卧室偏冷的环境。

如果上述方法效果不明显，你可能需要暂时告别所有糖、粮食和普通植物油，甚至暂时远离水果和含淀粉的根茎类蔬菜。尽量摆脱药物和食品添加剂，尤其是激素、抗生素和味精。必要时补充辅酶Q_{10}、左旋肉碱和优质益生菌，必要时检查和调整甲状腺功能，具体参见本章相关内容。

需要提醒的是，现代人经常会把由于口渴、低血糖或情绪低落等原因导致的饥饿感误认为饥饿，从而不停地吃东西。如果觉得饿，可以先试试喝水，看可否缓解（可能只是渴了）。如果不能，可以试试吃个水果（可缓解低血糖）。如果依然无效，也可以试试运动或锻炼（可改善情绪）。如果全部无效，那说明你真的饿了，最后再吃东西也不迟。此外，要避免在无食欲时大吃大喝。

高血脂、脂肪肝

高血脂的学名叫高脂血症。血脂指标主要包括血清甘油三酯和胆固醇水平，但真正需要警惕的是甘油三酯过高。至于胆固醇，如前所述，它是人体不可或缺的营养物质。人为降低胆固醇，无异于自毁长城。

颇具讽刺意味的是,他汀类药物的目的是保护心脑血管,但服用后可能损伤大脑认知功能(通过干扰胆固醇合成等途径),增加患糖尿病和心血管疾病的风险(通过影响维生素D和辅酶Q_{10}合成等途径)。连最初批准他汀类药物上市的美国FDA,最终也不得不承认这一事实,于2012年发出副作用警告。

如何降低血清甘油三酯呢?我和杜国强先生总结的方法非常简单,只要严格控制碳水化合物即可,主要控制的是糖和米面(特别是面)。没必要害怕大鱼大肉、动物内脏、蛋黄和动物油,但要避免高温烹调。要远离普通植物油,特别是含反式脂肪酸的。

如果效果不明显,你可能需要暂时戒酒,摆脱麦制品(特别是未经发酵的麦制品),远离所有糖和淀粉(包括但不限于米面、玉米面、豆制品、粉丝等),多吃深海鱼类,不吃加工肉制品(如火腿、腊肠、香肠、培根、热狗、午餐肉等)。尽量远离药物(特别是降压药、精神病药和避孕药等),坚持运动,保持睡眠充足,尽情晒太阳,科学接地气,必要时补充大剂量维生素C。

根据我们的经验,上述方法也可以帮助消除脂肪肝。为保证效果,你最好也限时进食,彻底戒酒,告别精制果糖和普通植物油,尽量远离药物和化学品(特别是降脂药、抗生素、激素和重金属等),必要时补充奶蓟提取物。如果一定要喝酒,不要空腹喝,不要同时吃海鲜。

高血压

高血压是一种"文明病",因为它在原始部落一般不存在。在巴西北部亚马孙雨林里的渔猎采集民族雅诺马马(Yanomamo)印第安人部落,人们普遍不吃盐,平均收缩压为100mmHg,舒张压为60mmHg,并且血压不会随着老化而上升。

严格来说，高血压不是病，通常只是动脉粥样硬化的一种症状或风险因子。而且，现代人随着年龄的增长血管弹性普遍会逐渐下降，收缩压一般会自然升高。

如果高血压伴随头晕等不适症状，根据我们的研究和经验，可以尝试以下方法自然降压：

- 如果血压增加的同时伴有肥胖，应首先减肥（参见本章相关内容），控制腰围。血压通常会随着体重和腰围的下降而下降。肥胖者若伴有睡觉打呼噜和呼吸暂停，夜间血压容易升高，减肥成功后这些问题有可能一并解决。
- 少吃精盐，首选海盐，全面控制糖、淀粉和酒精的摄入。淀粉、酒精本质上都是糖或糖的衍生物。很多人不知道，低碳（糖）饮食有利尿作用，是天然的降压药。我们直接或间接指导的养生实践也充分证明了这一点。
- 部分高血压是营养不良的结果，如缺乏牛磺酸或B族维生素（特别是维生素B_6、维生素B_{12}、叶酸）。半数以上患有高血压的中国人可能缺乏叶酸，导致同型半胱氨酸（HCY，也叫高半胱氨酸）超标，被称为H型高血压，极易引发脑卒中。为防控H型高血压，应多吃富含牛磺酸和叶酸的食物，例如海产品（鱼类、贝类、藻类）、内脏（特别是肝脏）、蛋黄、甜菜、绿叶蔬菜、菌类和坚果，尽量生吃或低温烹调（因牛磺酸和叶酸遇热会被破坏）。
- 每天最好进食两餐。无论两餐还是三餐，进餐时间段应控制在8～12小时内（每天至少禁食12～16小时，但可喝水和吃少量健康零食）。
- 像吃饭一样，每天坚持运动，尽情晒太阳，科学接地气，有条件时在阳光下赤脚运动。长期坚持运动可以改善血管弹性，阳光有天然的扩张血管的作用，而接地气可以降低血黏度，这都有助于自然降压。必要时迁居到北纬37°至南纬37°之间的地区，离城市越远越好。

如果无效，你可能需要释放压力，保持充足睡眠，避免长期开车或经常熬夜。必要时改变家庭环境或更换工作，补充牛磺酸，检查是否患有肾病，并参照本章相关内容进行调理，如果有效，你可以逐步减少直至取消降压药。

高血糖、糖尿病

糖尿病在渔猎采集部落几乎不存在。糖尿病的发病与基因没有多大关系（少数先天性1型糖尿病除外）。它始于农业社会，在工业社会流行起来，是典型的生活方式病。研究表明，低碳饮食加上较高强度的运动，可以成功控制甚至逆转糖尿病，特别是2型糖尿病。一项发表在1984年《糖尿病》杂志上的研究记载，10名患有2型糖尿病的澳大利亚土著中年人被要求重返渔猎采集生活，7周后他们的糖尿病就几乎完全消失了。另一项发表在2002年《新英格兰医学杂志》上的对3 000多名糖尿病病人的研究显示，饮食和运动干预的效果是降糖药二甲双胍的2倍，且持续时间更长。

最新研究发现，在患糖尿病以后，体内分泌胰岛素的β细胞未必会发生坏死，而可能只是处于休眠状态（如β细胞转化为前体细胞），可以被唤醒（前体细胞或α细胞等转化为β细胞）或者重新再生（部分残存的β细胞增殖）[①]。

因此，与主流医学的悲观论调相反，糖尿病并非不治之症。糖尿病病人是有希望痊愈的，特别是2型糖尿病病人。我们直接和间接指导过数以百计的糖尿病病人，许多人成功摆脱了对降糖药和胰岛素的依赖，血糖等各项指标在数周或数月内恢复正常。

我们认为，糖尿病本质上是一种碳水化合物代谢失调综合征。作为石器时代猎人的后裔，我们的身体适合代谢高脂、低碳饮食，而对于相反的饮食类型却并不适应。高碳水化合物饮食是导致2型糖尿病的元

---

① 参见魏蕊、洪天配发表在2016年《中华医学杂志》上的文章《胰腺细胞的可塑性：胰岛β细胞再生的新思路》。

凶，特别是精制碳水化合物，例如精糖、白面、白米、玉米面等。正如抽烟20年后容易患肺癌一样，大量摄入精制糖和淀粉20年后，糖尿病通常会如期而至，特别是在缺乏体力活动的人群中可能会大规模暴发。这就是著名的"克理威（T.L.Cleave）20年法则"。

如果空腹血糖正常，不等于你没有问题。一定要测餐后血糖，它可以更早地显示糖代谢障碍。即使空腹血糖和餐后血糖都正常，也不代表你没有潜在问题。最好也检查空腹胰岛素（正常人越低越好，不要超过5微国际单位/毫升，理想值应在2微国际单位/毫升以下，1型糖尿病人除外），它能帮助你判断自己是否有胰岛素抵抗。高血糖或胰岛素抵抗让你不仅进入糖尿病的后备军，也进入肾病、白内障、动脉粥样硬化、性功能障碍或老年痴呆症的"预备队"。

*　*　*

如何降低和稳定血糖呢？我们的方法非常简单，其核心是严格避免糖和淀粉的摄入量，每天坚持体力活动。

首先，饮食应以动物性食品和各种蔬菜（包括菌藻类）为主，特别是鱼、肉、蛋、内脏和绿叶蔬菜，彻底戒糖，严格控制所有含糖、淀粉的饮食，包括但不限于米面、根茎类和水果，特别要远离精制的米面，尤其是面食。根茎类如土豆、红薯等应蒸熟、冷却后再吃，直接生吃（如榨汁）效果更好；如果要趁热吃熟的，可加奶油（或牛羊油、猪油）和柠檬（或醋）。水果应首选低糖水果（如柚子、樱桃、草莓等）或者高脂水果（如牛油果、橄榄、椰子等）。

其次，严格限时进食，进餐时间段控制在8~12小时内（每天至少禁食12~16小时，但可喝水和吃少量健康零食）。夜间禁食，晚上10点后不要再吃东西。

第三，远离酒精、味精、塑化剂和药物，特别是他汀类降脂药、部分降压药和各种激素类药物（胰岛素除外）等，它们可能损伤胰岛细胞或影响胰岛素功能。

最后，完全打破经常静坐的生活习惯，保持动态生活，坚持饭后散步，在保证安全和量力而行的前提下，采用HIIT模式，交替进行有氧运动和力量训练。及时释放压力，沐浴阳光，避免灯光，减少夜生活。

记住，随着血糖的正常化，应逐步减少降糖药或胰岛素用量。提醒一下，衡量血糖控制好坏的金指标是糖化血红蛋白（HbA1c），它可以反映过去90～120天血糖的平均水平。在其正常范围内，数值越低越好，最好不超过5%。

实践证明，以上方法可以控制糖尿病，预防并发症。如果已经出现并发症，请参照本章相关内容调理。

冠心病、脑卒中、动脉粥样硬化

动脉粥样硬化源于动脉血管的慢性炎症，是长期肥胖和"三高"的必然结果，同时也是孕育冠心病和脑卒中的共同"土壤"。所以，为防患于未然，你首先需要按照本章前述的方法减肥、降"三高"、控制腰围。

即使已经患动脉粥样硬化或冠心病，只要做到以下8点，你也有希望得到根本缓解甚至全面康复。

- 告别烟、酒、糖，尽量远离药物（特别是吗丁啉、抗生素、抗肿瘤药、抗寄生虫药、抗精神失常药物等），因为它们可能引发心肌炎或心绞痛。
- 多吃鱼，少吃米，远离面食（特别是未经发酵的面食）。
- 每周吃3次以上海产品（特别是新鲜的多脂鱼）和一两次动物内脏（尤其是肝脏），选择优质动物油，远离普通植物油，拒绝反式脂肪酸，避免高温烹调，尽量生食。
- 每天按体重的3%左右补水，要适时饮水，包括在饭前、运动前、睡前和起床后。
- 必要时补充辅酶Q_{10}、维生素C和B族维生素。
- 每天坚持运动，在保证安全和量力而行的前提下，交替进行有氧运动和力量训练，尽情晒太阳，科学接地气。

- 夜晚睡眠充足，白天能动不静。
- 心胸坦荡，保持活跃而有规律的性生活。

脑卒中病人需要的饮食生活安排与冠心病病人的类似，尤其要注重动物性食品和生食的摄入，以保证饱和脂肪酸、胆固醇和维生素（如叶酸）等营养物质的供应。必要时额外补充葡萄多酚（含白藜芦醇）、α-硫辛酸或银杏提取物，这些抗氧化剂可以顺利穿过血脑屏障发挥作用。为预防脑出血，应谨慎使用药物，特别是降糖药、抗生素、抗癫痫药和改善循环类药物等。另外，口服避孕药有可能增加脑卒中和心肌梗死的风险，也应尽量避免。

* * *

需要提醒的是，不到万不得已，不要做任何心脑血管手术或介入，包括搭桥和支架。根据尤格·布莱克在《无效的医疗》一书中提供的资料，冠状动脉搭桥手术可能引发心肌梗死甚至导致死亡，而且无法阻止动脉进一步硬化，人工血管桥特别容易遭残渣和钙质堵塞。而冠状动脉、颈动脉或颅内动脉球囊扩张或支架植入，会使散落的物质漂流到别处堵塞血管，还会损伤血管并使其出现增生或变窄。通常手术几个月后，约1/3的病人植入支架的血管部位就可能会故态复萌；一半左右病例会随即产生血管再度狭窄，不得不再次进行手术。

已有的观点认为，动脉粥样硬化斑块累积会导致血管越来越窄，直至完全堵塞而引发心肌梗死。但最新研究发现，心肌梗死的主要原因是粥样斑块突然破裂，在伤口处形成血栓而堵塞血管。而75%以上的粥样斑块破裂不是由血管狭窄引起的。因此，稳定的粥样斑块血管狭窄通常可能不需要植入支架或进行搭桥手术治疗。

一项有920人参与的研究发现，心脏手术或介入治疗组的存活率和保守治疗组的（只有在发生生命危险时才接受手术或介入）不相上下，并且手术病人在术后发生心肌梗死和死亡的概率更高。德国莱比锡心脏外科学者的调查表明，运动治疗比支架手术更有效、更经济。

癌症

我曾经深信，癌症是基因突变的结果，随时随地可能发生。每个人每个细胞的DNA里都有原癌基因，所以患癌几乎就是命中注定的，特别是你年龄足够大（DNA突变概率随着年龄增加）的时候。然而，经过对长寿村的考察和对癌症村的研究，我们认为癌症首先是化学病，与化学中毒和电离辐射有确定关系，而与基因和年龄没有必然联系。在传统的长寿村，人们大都无疾而终。而在水被污染的癌症村，超过半数死者可能死于癌症，包括年轻人甚至儿童。

因此，我们认为，环境在癌症的发病过程中起了非常大的作用，而这部分因素是可以预防和避免的。那么，万一被查出患上癌症怎么办呢？

首先，如前所述（参见第一章相关内容），你首先要知道癌症很容易被误诊，且大部分被确诊的癌症可能只是良性肿瘤或恶性程度很低的肿瘤（即假性癌），特别是甲状腺癌、前列腺癌、非黑色素瘤皮肤癌（即基底细胞癌和鳞状细胞癌），你应该会安然无恙。

美国国家癌症研究所一个工作组认为，许多在淋巴、乳房、前列腺、甲状腺和肺部等处筛查中发现的病变，完全不应称为癌症，而应当重新归类为IE症状（Indolent lesions of epithelial origin），即上皮来源的慢性病变，indolent意为偶发的、惰性很大、发展缓慢的。

其次，流行的癌症诊断和治疗方法本身可能致癌或增加患癌风险，例如X线、CT、PET-CT、穿刺、活检、放疗、化疗等。因此在决定接受诊疗时要慎之又慎。

万一真的患恶性肿瘤，甚至癌细胞已经转移，你也有希望转危为安。但你必须彻底改变饮食生活环境，做到以下10个要点及其相关细节：

● 满怀信心，相信当身体的内环境恢复到健康状态时，癌细胞便无法生存。

● 远离一切化学污染（食品、环境、药品等）和电磁辐射（家用电器、医疗仪器、发射塔等）。记住，癌症首先是化学病。

● 保持空气流通，保证饮水纯净。

● 只吃天然新鲜食物，以动物性食品和蔬菜为主，控制碳水化合物的摄入，增加天然脂肪的摄入，不要限制胆固醇的摄入。

● 尽量生食或低温烹调，首选生、蒸、煮，避免炒、烤、炸。

● 最好每天两餐，进餐时间段控制在8小时内，每餐吃七八成饱。这一项对于淋巴瘤等病人可能尤为重要。

● 彻底戒糖，严格控制细粮，特别是麦制品（尤其是未经发酵的麦制品）。记住，癌细胞"喜欢吃糖"，淀粉也是糖。

● 停止食用普通植物油（富含亚油酸），改为食用天然动物油（富含胆固醇）。如果食用植物油的话，应首选新鲜、冷榨、粗制、玻璃瓶装的椰子油或亚麻子油。记住，亚油酸可促进肿瘤生长，亚麻酸抑制肿瘤生长；癌细胞无法利用脂肪，胆固醇有利于抗癌。

● 尽情沐浴阳光（以不晒伤为原则，多多益善），尽量避免灯光（特别要避免蓝光，保持睡眠充足）。坚持户外活动，热爱有氧运动。记住，阳光抗癌，灯光助癌；运动抗癌，久坐利癌。

● 必要时与心爱的人一起移居到有新鲜空气、干净水源和明媚阳光的地方，自己种菜，自己做菜。记住，纬度越低越好，癌症发病率与纬度成正比。

* * *

癌症病人需要注意的饮食生活细节如下：

空气：尽量增加户外活动，保证24小时开窗通风，有雾霾时可使用空气净化器，但要避免使用产生臭氧或负离子的仪器，并且保证有新风和氧气持续进来。远离香烟、油烟、燃烟、尾气、香薰、烧香等，移除一切可挥发化学物质的东西。（这一项对肺癌等病人尤其重要。）

阳光：尽情享受全光谱的日光浴，每天至少2小时，特别是在上午10点到下午15点之间，在保证不被晒伤的前提下，尽量暴露身体和肌肤。（乳腺癌、前列腺癌、结肠癌和黑色素瘤等病人需要特别注重此项。）

运动：和吃饭一样，每天坚持运动。在保证安全和量力而行的前提下，交替进行有氧运动和力量训练。彻底打破久坐的习惯，保持动态生活。尽量在户外运动，最好在公园、森林或海滩进行。如果游泳，要保证水中没投放消毒杀菌剂。（乳腺癌、子宫癌、前列腺癌和结肠癌等病人需要特别注重此项。）

水：每天足量饮水（按体重3%左右补水，喝果蔬汁时可以减量）。所有饮用水，包括做饭用的水和喝的水，应当是天然矿泉水、蒸馏水或纯净水。选择用反渗透（RO）膜过滤的纯净水，及时更换滤芯。避免喝烫的水、茶或咖啡，温度控制在55℃以下。（食管癌和泌尿系统癌症等病人需要特别注意此项。）

果蔬汁：每日生食天然或有机的新鲜蔬菜和水果，应当包括苹果、胡萝卜和绿叶蔬菜。如果消化功能不好，可以改喝果蔬汁，要现榨现喝，并连渣喝。（这一项对肝癌病人可能尤为重要。）

食物：每日摄入富含维生素和胆固醇的优质动物蛋白和脂肪，鱼类（选择小鱼）、蛋类（选择散养小鸡蛋）、肉类（首选牛肉、羊肉）、内脏（特别是肝和肾）、软骨、蹄筋、脑和骨髓是很好的来源。尽量选择野生的、有机的或用传统方式种养的食物，避免使用过化肥、杀虫剂、除草剂、激素、抗生素或用转基因技术生产的食品。如果不能吃肉，可改喝肉汤、鱼汤和骨头汤。

食用油：最好停用所有普通植物油，改用天然动物油（如奶油、牛油、羊油或猪油），或新鲜、有机、冷榨、粗制、玻璃瓶装的椰子油、橄榄油、山茶油或亚麻子油。亚麻子油可用于凉拌或热调，或者直接生喝，但它不应该用于煎、炒、烹、炸。（这一项对肝癌病人尤为重要。）

目前的研究认为，正常细胞像新能源混合动力汽车，既可以燃烧脂肪，也可以燃烧糖；而癌细胞却只能利用糖，无法利用脂肪。所以，癌症患者可以考虑采用生酮饮食，即通过脂肪摄入的热量占总热量的80%

以上，其余主要为蛋白质，几乎不摄入碳水化合物，首选富含优质鱼油、奶油、牛油、羊油和椰子油的天然食物，并坚持3个月以上[①]。这一项对脑瘤病人可能尤为重要。

* * *

癌症病人应避免使用如下食品和用品：

人造食品：避免几乎所有人造的或合成的食物，包括罐装的、精制的、腌制的、熏制的、含反式脂肪酸的、含添加剂的、油炸的，均要避免食用。应首选天然有机新鲜食品。（鼻咽癌和消化道肿瘤病人需要特别注意此项。）

糖和淀粉：避免所有精制糖、含糖食品、含精制淀粉食品。主食最好选择根茎类或薯类，控制米面摄入量，特别是面。（淋巴瘤和消化道肿瘤病人可能需要完全远离麦制品。）

乳制品：避免食用普通乳制品，因为其中可能含激素、抗生素和添加剂。如果要食用乳制品，选择吃天然青草的牛或羊在正常怀孕时产的奶或其奶油和奶酪，首选生的乳制品。（生殖系统癌症病人需要特别注意此项，包括乳腺癌、卵巢癌、前列腺癌和睾丸癌病人等。）

调味品：避免各种普通调味品，包括碘盐、配制酱油、配制醋、味精、鸡精、甜味剂等，用天然粗盐、柠檬汁、胡椒、蜂蜜等代替。选择纯粮酿造的、玻璃瓶装的、无添加剂（如色素、味素、防腐剂）的酱油和醋。谨慎选择和食用蜂蜜，不要过量食用。

烟酒咖啡：避免烟草、酒精、咖啡以及槟榔等刺激性物品。（口腔癌、鼻咽癌和食管癌病人需要特别注意此项。）

个人护理用品：避免任何含氯化物、氟化物、防腐剂或其他合成化学成分的产品，如牙膏、牙齿填充物、漱口水、口香糖、染发剂、指甲油、化妆品、护肤品、唇膏和香水等，最好完全避免使用。用唾液或粗盐刷牙，用马油或椰子油护肤。（这一项对皮肤癌病人尤其重要。）

[①] 具体方法参见徐拉特乐博士、柯诺博士、康美乐教授合著的《救命疗法：生酮饮食》（繁体中文版）。

电器：暂时避免使用电器，包括手机、电脑、电视、电吹风、电动剃须刀、微波炉和电磁炉等。不要住在雷达、发射塔、接收站或高压电线的附近。避免接触X线、CT或PET-CT，谨慎接受放疗或核医学检查。（白血病、淋巴瘤或脑瘤等病人需要特别注意此项。）

家居：不要住进新装修的房子，不要用新家具，特别是新床或新沙发，不铺化纤地毯。杜绝一切除臭剂、清新剂和杀虫剂，特别是杀虫剂，包括用来驱蚊、灭鼠、灭蟑螂、灭蚂蚁或蚂蟥等药物。小心蚊香、驱蚊水或花露水中含有的杀虫剂成分。

炊具：避免铝、铜、仿瓷、塑料或纸制的炊具或餐具，警惕不粘涂层，用高品质陶瓷或玻璃制炊具或餐具，少用铁或不锈钢制品，最大限度地避免所有塑料制品。

纺织品：避免化纤制品，用全棉、毛、丝或麻制品。贴身衣物最好用有机天然原料制成的纺织品。避免接触干洗过的衣物，或者晾几天后再穿。

清洁用品：避免所有合成的日化产品，包括洗发水、护发素、沐浴露、洗手液、洗洁精、洗衣粉、漂白粉和柔顺剂等。用清水或茶子粉清洗身体、食物和餐具，用天然皂清洗衣物。

药品：尽量不用或少用药物，特别是化学合成药物，包括各种止痛药、抗生素、激素类药物以及抗肿瘤药等。

需要提醒的是，美国FDA批准抗肿瘤药上市的主要标准是缩小肿瘤，而不是延长存活时间！为消灭肿瘤而不管病人死活，本末倒置，岂不荒唐？波士顿学院托马斯·赛弗里德教授的小鼠实验表明，许多抗肿瘤药物只是通过降低食欲而起到限制热量供应的作用，从而抑制肿瘤生长。而这种结果可以直接通过限制饮食实现，根本没有必要用药或化疗。

更何况，通过限时进食或生酮饮食，你不需要限制总热量摄入就有希望做到只限制肿瘤细胞的热量供应（糖），同时保证正常细胞的热量供应（脂肪），从而维持正常体重和健康水平。

感冒、发热、咳嗽、气管炎、肺炎

我曾经频繁感冒，并相信这样可以锻炼免疫系统。然而，在考察长寿之乡广西巴马后，我发现那里的健康百岁老人大多很少感冒，也没吃过药。

如果免疫力强大，你可以从不感冒。即使偶尔感冒了，只要充分休息，强化营养，足量饮水，保持通风，一般几天就好了，不需要用药，更不需要输液。记住，许多感冒药可能是含毒品成分的"化学鸡尾酒"（详见第一章相关内容），而输液则相当于一次小手术。

如果你经常有类似感冒的症状，如鼻塞、流鼻涕、打喷嚏，但并不发热，那可能是过敏性鼻炎，请参见本章相关内容予以解决。

发热表明你的免疫系统正在"加班工作"，免疫系统崩溃的人不会发热，例如晚期艾滋病病人。德国医学教授伊塞卢斯说过："发热和食欲不振是身体自愈的两大良医。"所以，对于发热，你应当庆幸而不是恐惧。发热时应尽早充分休息，充足饮水，保持通风，一般没有必要用药，人为降温还会抑制免疫力。发热会伤脑是误传，真正伤脑的通常是脑炎（伴随发热）。

至于咳嗽和咳痰，那是清除异物的保护性反应。人为止咳可能会掩盖病情，延迟康复。干咳则提示可能有呼吸道炎症或过敏反应，当炎症或过敏解除了，咳嗽通常会自动消失。

如果出现气管炎、支气管炎或肺炎等下呼吸道炎症，你需要强化免疫营养（如吃多脂鱼、贝类、动物内脏和生果蔬等），保证24小时空气新鲜、流通（保暖的同时接触冷空气），每天晒数小时全光谱的阳光（不要隔玻璃，不戴太阳镜）。更多控制炎症和预防感染的方法，请参见本章相关内容。

如何全面提升免疫力呢？我的经验是：尽量吃高品质的海鲜、内脏、肉食和生食，喝干净的生水，保持睡眠充足，避免疲劳，尽情沐浴阳光。坚持户外运动和耐寒训练，例如洗冷水澡、少穿衣服、开窗裸睡，如果身体条件许可，可以参加野营、冬泳、雪浴等。

胃病、肠炎、便秘、痔疮

胃病、肠炎、便秘、痔疮，这些都是国人常见的消化道疾病，所谓"十人九胃（病）"。为什么会这样呢？在我看来，导致这些疾病的很大一个原因是长期吃精加工淀粉类食品，特别是细粮，尤其是未经发酵的面食。而白面和白米正是绝大多数中国人每天吃的主食。

值得高兴的是，我在很多文献资料中发现，这些疾病完全可以通过改变饮食结构和生活方式来加以预防、控制或消除。

为预防和控制胃病，你需要打破现有饮食生活习惯，坚持做到以下8点：

● 不吃甜食，少吃精加工的淀粉食品，如白米、米粉、白面、玉米面，未经发酵的面食尤其应少吃。记住，与常识相反，所有面食都可能伤胃，包括馒头或烤馒头，只是经过发酵的馒头对胃的伤害比未经发酵的面条要小。

● 多吃富含蛋白质的天然食品，如鱼、肉、蛋、内脏；吃天然整体的食物，例如土豆连皮吃，吃米饭喝米汤。

● 避免高盐、腌制、熏制、油炸、辛辣食品。

● 避免喝饮料，如酒、茶（尤其是绿茶）、咖啡、甜饮料或苏打水，特别是在空腹时。记住，与常识相反，所有茶都可能伤胃，包括红茶，只是经过发酵的红茶对胃的伤害比未经发酵的绿茶要小。

● 避免吃药（包括胃药），特别是阿司匹林、扑热息痛或布洛芬等非类固醇止痛消炎药。

● 吃喝分开，先喝后吃，吃饭期间和饭后不要马上大量喝水、饮料或稀汤。先吃生的食物，后吃熟的食物。记住，与常识相反，喝粥或汤不能养胃，反而可能伤胃或影响消化。事实上，人类进化形成的胃可能更适合消化固体食物而非流体食物。

● 最好一日两餐，每餐吃七八成饱，不要在没有食欲时吃东西，不要勉强自己喝东西（水除外）。

● 坚持运动，沐浴阳光，睡眠充足，保持放松。

持续腹胀、嗳气打嗝、嘴唇开裂提示可能胃酸不足，需要避免喝茶和苏打水，避免吃抗酸药和用苏打粉做的食品。必要时可以随餐食用一小勺优质苹果醋（以1∶5比例兑水，根据情况适当增加食用量）。也可以适当吃一些无添加的天然发酵食品，例如生的酸菜、泡菜或"鱼茶"（发酵的生鱼）。

需要提醒的是，胃食管反流者需要避免服用西泮类安眠药和地平类降压药，因为这些药物可能导致贲门松弛。抗胃酸药可以暂时缓解反酸烧心，但是长期服用往往会加重病情，因为胃酸减少可能会使更多食物无法分解消化，长时间停留在胃里，加重胃食管反流。事实上，反酸通常源于胃酸不足（进而导致消化不良），而不是胃酸过多，人为减少胃酸可能无异于南辕北辙或火上浇油。

* * *

实践证明，上述饮食方法也可以帮助防控肠炎。肠炎病人需要特别注意以下事项：

● 远离麦制品、豆制品和乳制品，但经过发芽或发酵的以上制品除外。

● 避免使用非类固醇止痛消炎药（如阿司匹林、扑热息痛和布洛芬等）、激素（如口服避孕药、强的松、可的松等）和各种抗生素，如使用以上药品则须同时补充优质益生菌。

● 经常吃富含水溶性膳食纤维（特别是低聚糖或抗性淀粉）的果蔬，如胡萝卜、洋葱、大蒜、土豆等，必要时适当吃无添加的天然发酵食品，如生的酸菜、泡菜或鱼茶。

便秘或痔疮病人也需要避免精加工食品和刺激性饮料，多吃富含膳食纤维的食物，例如香蕉、红薯、生核桃、生杏仁或生蔬菜（可用橄榄油、山茶油、亚麻子油或芝麻油凉拌）。每天足量饮水，坚持运动，经常下蹲，及时蹲便（避免坐马桶）。必要时喝足量鲜榨果蔬汁，整体打汁，现榨现喝。

需要注意的是，许多药物可能造成便秘，包括安眠药、抗抑郁药、抗精神病药、抗帕金森病药、抗胃酸药，以及麻醉药、止痛药、降压药、降脂药、解热镇痛药和含金属药等。另外，长期服用泻药可能造成肠道平滑肌萎缩，影响其蠕动能力，从而削弱排便能力。部分"痔疮"实际上可能是肛门湿疹，通常由药膏、湿纸巾或抓伤等引起，摆脱这些因素，就有希望摆脱"痔疮"。

对于慢性胃病或肠炎，如果上述方法无效，病人可能需要暂时做出以下改变：

- 戒糖、酒、茶、咖啡、辣椒等。
- 告别所有麦制品、豆制品、乳制品，特别是麦制品（包括经过发芽或发酵的）。
- 远离所有含食品添加剂的加工食品，尤其是含乳化剂或卡拉胶的包装食品。
- 调味品只限于粗盐、动物油和酿造米醋或果醋（无添加剂）。
- 避免喝自来水（先过滤再喝），避免使用牙膏（改用唾液或粗盐）和口红，避免有害的牙齿填充物。
- 避免穿紧身衣服，吃饭时保持放松，细嚼慢咽。
- 必要时补充优质益生菌或益生元，但要避免服用含有糖或面粉成分的药品或保健品。
- 如果长期滥用抗生素，患上难治的伪膜性肠炎，则可能需要接受粪菌移植疗法。

肝病、胆结石、肾病、痛风

在我看来，肝病、胆结石、肾病、痛风等病变通常都涉及肝肾损伤，多数由饮水不足和过度摄入精加工食品、酒精或药品所致。例如，痛风病人一般都伴有代谢障碍和肾功能不全，不能有效处理和过滤尿酸，且多半与大吃大喝有关。

为预防和控制此类疾病，你需要彻底改变之前的饮食生活习惯，坚持做到以下几点：

- 彻底戒酒，尤其是白酒和啤酒。
- 远离药物，包括西药和中药。远离环境毒素，如饮用水污染和有害牙齿填充物等。
- 肝病病人需要警惕所有药物，因为包括抗生素和解热镇痛药在内的至少600种以上的药物可能损害肝脏。
- 肾病病人要小心流感疫苗、抗感染药、解热镇痛药、降尿酸药、抗肿瘤药，以及铋剂、免疫抑制剂、X线造影剂和含雷公藤或马兜铃酸的中草药等。
- 痛风病人要避免阿司匹林、利尿降压药、降糖药、烟酸和维生素C补充剂，以及抗结核药、抗白血病药、抗帕金森病药和慢性肝炎治疗药等。
- 严格控制糖（特别是果糖）、细粮（尤其是麦制品和豆制品）和植物油（尤其是亚油酸和反式脂肪酸）等的摄入。
- 吃天然全营养食物，如深海产品、食草动物的肉、生果蔬和生坚果等。记住，人体内的嘌呤主要由自身合成，与食物里的嘌呤关系不大。
- 少吃植物油，多吃动物油，避免喝脱脂牛奶，不要只吃蛋清而不吃蛋黄，不要只吃瘦肉而不吃肥肉，更不要经常吃蛋白粉。
- 最好一日两餐，每餐吃七八成饱，进餐时间段控制在8~12小时。
- 每天足量饮水，喝自来水的话需要过滤。
- 必要时喝鲜榨有机果蔬汁。
- 坚持运动，沐浴阳光，睡眠充足。

如果必须饮酒，则不要同时吃海鲜（如鱼类、贝类）或用普通植物油（如大豆油、玉米油）炒菜，而应该搭配红肉（如牛肉、羊肉）和用动物油（如牛油、羊油或猪油）炒菜。

* * *

根据肝胆外科专家黄洁夫提供的资料和尤格·布莱克等人提供的数据，近1/4的现代人有胆结石，但其中的七八成人通常没有症状。这些"安静的石头"一般不会影响健康，手术切除可能弊大于利。切除胆囊并没有消除结石形成的原因，胆管里可能又长出结石；即使胆管也切除了，肝管里可能再出现结石。另外，在切除胆囊后，胆汁会持续流进肠道，并且容易外泄，侵蚀胃、肠道或肝脏，可能引发胆汁反流性胃炎、肠癌或肝硬化。

为预防胆结石，除了按照上述方法生活，你需要的不是吃早餐，而是应避免吃高温加工的食物，特别是同时含植物油、碳水化合物和蛋白质的食物，例如用大豆油做的蛋炒饭或煎蛋饼。要知道，在实验室里，研究人员用蛋炒饭可以喂养出患胆结石的小鼠。

甲状腺功能亢进症、甲状腺功能减退、甲状腺炎、甲状腺结节、甲状腺功能低下

甲状腺是人体最大的内分泌器官，主管新陈代谢和生长发育。它形似蝴蝶，浅藏在颈部，并将激素储存于细胞外。这只"颈上蝴蝶"非常脆弱，非常容易受到卤素、环境激素和放射性元素的干扰和破坏，产生炎症、结节或出现功能亢进。

如今，虽然没有典型的甲状腺疾病，但许多人的甲状腺功能低下，表现为促甲状腺激素TSH偏高（超过1毫国际单位/升）、体温偏低、心率减慢、畏寒怕冷、无精打采、表情冷漠、性欲下降，以及头发脱落、

皮肤干燥、指甲脆弱、月经不调、容易肥胖或减肥困难等。

为防控甲状腺疾病，你可能首先需要摆脱碘盐，改吃天然海盐（详见第二章"食盐必须加碘吗？"相关内容）。

与此同时，你要避免接触环境中的卤族元素（氟、氯、溴、碘）和"环境激素"（如塑化剂、双酚A和二噁英）等。这意味着你应该做到以下几点：

- 谨慎补牙，使用无氟牙膏，过滤氟化和氯漂自来水。
- 避免接触塑料、漂白粉、清洁剂、烟花爆竹、人工降雨或碘酒。
- 远离特氟龙不粘锅、不粘（食品）包装（袋）、氟利昂空调以及含氟医药和农药。
- 远离含溴酸钾的面包和瓶装矿泉水，避免接触添加溴化阻燃剂的家具、电器和飞机舱等。
- 你也需要避免所有可能引发肠道渗漏的物质，例如麦制品和豆制品，甚至暂时远离木薯和十字花科植物（如白菜、卷心菜、菜花和甘蓝等），尤其是麦制品（要吃就吃荞麦），因为它们可能影响自身免疫系统或甲状腺代谢功能。你应当通过吃海产品（特别是海藻和贝类）以及动物内脏（尤其是肝和肾），来补充制造甲状腺素的原料——天然形态的碘和硒。记住，没必要害怕天然食物中的有机碘，但要小心人工添加的无机碘。
- 你还要远离电磁辐射，特别是靠近颈部的辐射。例如接听手机的时候使用耳机；尽量避免做颈动脉CT，改做B超。
- 及时释放压力，尽情沐浴阳光，坚持有氧运动。

以上方法也可以改善甲状腺功能，使其恢复平衡，必要时直接补充同时含有T_3和T_4的天然萃取的甲状腺素。

蛀牙、牙周炎、关节炎、骨质疏松、颈肩腰腕疼痛

这些病变也是"文明病"，在原始人类和野生动物身上几乎不存在，它们看似局部故障或骨骼、肌肉问题，实际上往往是整体营养与健康问

题，可以避免、控制甚至逆转。

与流行的观点相反，我们认为保护牙齿和牙周的关键可能不在于局部刷牙护理，而在于整体营养供给和避免损害。具体解决方案如下：

● 彻底戒糖，不喝任何含糖饮料或碳酸饮料，少吃米面，尤其要少吃很软、很黏、很碎或很烂的东西，例如糕、糊或粥，以免碳水化合物附着在牙齿或牙缝发酵酸化。

● 多吃整体的、生的、天然的食物，例如整个苹果、胡萝卜或杏仁，从而达到清理牙齿，促进唾液分泌，锻炼咀嚼肌的目的。如果从小这样吃，会非常有利于智齿的正常生长。

● 不要吃喝滚烫的食物，温度最好不超过55℃，以免烫伤口腔黏膜和牙龈组织。

● 经常食用深海（多脂）鱼类、贝类、动物油脂、骨髓、内脏和筋骨，以补充Ω-3脂肪酸、脂溶性维生素和矿物质。每周至少食用2～3次，必要时增加数量和频率。

● 尽情让肌肤沐浴阳光，以促使皮下胆固醇形成维生素D。

你还需要避免用嘴巴呼吸，防止补牙伤害，减少刷牙、剔牙和洗牙的次数，增加漱口和使用牙线或牙缝刷的频率。用唾液、粗盐或有机牙膏刷牙，用清水、茶水或淡盐水漱口，避免使用含有洗涤剂或消毒剂的牙膏或漱口水，以维护口腔正常菌群和酸碱平衡，必要时喝优质酸奶或含服无糖乳酸菌素片。有意识地活动口腔肌肉和分泌唾液，用舌头轻轻刷牙。这些方法不仅可以保护牙齿，还能够帮助预防口臭。

如果上述方法无效，检查是否患有胃食管反流，因为胃酸可以腐蚀牙齿。只要严格控制糖和米面的摄入量，饮食以肉类和蔬菜为主，避免摄入酒精、咖啡、茶叶和辣椒等刺激性饮食，远离抗生素、抗酸药等药物（参见本章关于胃病的内容），就有希望减轻或消除胃食管反流，从而缓解或摆脱由此引发的牙齿或牙周问题。

* * *

关节炎主要有两种：骨关节炎和类风湿性关节炎。无论何种关节炎，为了预防，你都需要首先控制体重（方法参见本章相关内容）。

除了受伤，形成骨关节炎的重要原因之一是运动不足或运动过度。所以，要避免久坐不动（特别是垂足而坐），学会跪坐或盘腿坐，更多地蹲、站、走、跑、跳。你可以远走，但应避免长跑（特别是在跑步机上跑）；可以走斜坡，但应避免爬台阶。记住，斜坡是天然的，台阶是人造的，长期走台阶会损伤膝关节。

如果骨关节炎伴随骨质疏松，那么负重运动或力量训练也非常必要。可以用哑铃、杠铃或壶铃锻炼，也可以利用瓶装水、旅行箱或家具，还可以用自身体重做力量训练，例如下蹲、俯卧撑、平板支撑、双臂屈伸和引体向上。力量训练以及跳跃式运动，如单腿跳、双腿跳或跳绳，可以有效预防骨质疏松。

除了运动，骨关节炎和骨质疏松病人需要强化营养，经常摄入富含钙、镁、维生素A、维生素D、维生素K以及蛋白质的天然食物，其最佳来源是动物性食品，例如海鲜、内脏、筋骨、奶油和奶酪等。不过，维生素D的最大来源是阳光，而麦制品可能干扰它在体内的合成，并且造成钙质流失。因此，最好亲近阳光，远离面食（特别是未经发酵的面食）。对于关节软骨磨损者，必要时可补充葡萄糖胺和硫酸软骨素。

另外，骨折或骨质疏松病人还要避免碳酸饮料，小心使用以下药物：包括胃酸抑制剂、糖皮质激素、胰岛素增敏剂、利尿剂、乳腺癌内分泌治疗药、前列腺癌激素治疗药，以及抗乙肝病毒药、5-羟色胺再摄取抑制剂、抗精神病药、镇静剂和维生素A补充剂等。令人啼笑皆非的是，部分用于治疗骨质疏松的药物可能增加（非典型性）骨折风险，例如双膦酸盐类药物，包括阿仑膦酸钠、伊班膦酸钠、唑来膦酸等。

至于类风湿性关节炎，这是一种自身免疫性疾病。你可能需要避免所有可能引发肠道渗漏的物质，例如麦制品和豆制品。甚至暂时远离茄科植物（如茄子、番茄、土豆和辣椒等），因为这些植物中的凝集素或生物碱可能干扰自身免疫系统。你要经常吃富含Ω-3脂肪酸的食物，例如深海鱼类（如三文鱼、金枪鱼）、食草动物的肉（如牛、羊、鹅肉）和坚果（如生核桃、生杏仁），尽情沐浴阳光，必要时移居到北纬37°至南纬37°之间的地区。

* * *

颈椎、肩周、腰椎或手腕疼痛是白领的常见病，通常与长期静止不动、姿势不当或使用过度有关。要打破久坐不动的习惯，保持颈椎、腰椎垂直及身体各部分平衡对称，避免长时间重复使用一个部位或单侧手臂。应当无枕（或低枕）睡眠，避免穿高跟鞋，在看书、电脑或手机时保持平视而不持续低头，干活时能下蹲则不弯腰，左右手交替使用，尽量使五指能全部用到。

可以尝试站着办公，蹲着看电视或手机，这有利于腰痛的缓解。此外，科学接地气可以释放静电，缓解肌肉疼痛，对改善部分人的"电脑肩"和"鼠标手"尤其有效。

需要提醒的是，不到万不得已，不要轻易做任何骨关节手术。根据尤格·布莱克在《无效的医疗》一书中提供的资料，以椎间盘摘除术为例，它通常只能暂时缓解症状，但日子久了，疼痛又会回到许多人身上，部分人术后腰部变得僵直甚至下肢瘫痪。目前，被医生们诊断发现的大部分椎间盘磨损都是良性的：核磁共振检查可以发现2/3的人有椎间盘突出，1/3的人甚至有纤维环断裂，而CT扫描则可以发现超过三成的身体健全的学生有脊椎病变。关于腰痛，在大部分情况下连医生也说不清原因。只要正常生活，避免进一步伤害，2个月后九成病人的腰疼症状可以明显改善，1年后有所改善者可达99%。

在得急症时，我们往往认为需要卧床休息，但这样的观念已经过时，适度活动才是最好的疗法。在保证安全和量力而行的前提下，你应该从头到脚充分锻炼全身各个关节和肌肉群。

近视、老花、白内障、黄斑退化

在我看来，除极少数先天性缺陷外，近视、老花、白内障、黄斑退化等眼部疾病都是文明时代的退化病，完全可以避免、控制甚至逆转。普莱斯医生曾经指出，澳洲土著人可以看见1千米以外的动物，而我见过的广西巴马百岁老人大都可以用裸眼穿针引线。

为呵护眼睛，我们首先需要纠正错误的饮食习惯，控制糖和细粮的摄入量，经常吃海鲜和动物内脏。能生吃则不熟吃，像生三文鱼、金枪鱼或生蚝之类的食物都含有保护眼睛和防止黄斑退化的牛磺酸，加热会将其破坏。为有效预防和控制白内障，还应严格控制血糖和预防糖尿病，具体方法参见本章相关内容。另外，应避免使用眼药水，特别是含防腐剂或药物成分的眼药水。部分药物（如糖皮质激素和抗癫痫药）或化学品（如三硝基甲苯TNT）可以造成白内障，需要谨慎使用。

其次，要纠正错误的用眼习惯，让眼睛保持放松状态，经常远望、扫描和眨眼，避免长时间近距离注视。尽量增加户外活动时间，少在室内读书。多在阳光、火光、烛光或钨丝灯等热光源下看东西，少在荧光灯下或荧光屏（如手机、电脑、电视等的屏幕）上阅览，更不要目不转睛地盯着屏幕。

与热光源不同，荧光是一种以前人类眼睛未曾接触过的人造光源，有闪屏、蓝光和辐射现象，可对眼睛造成伤害。其中，蓝光能够直接损伤视网膜感光中心的黄斑，尤其是近距离在黑暗环境中阅读时。因此，要避免关灯看手机。LED灯中的蓝光更强，尤其是白色的或高色温的LED灯。所以，最好选择暖色调的或低色温的LED灯。

为防止黄斑退化，不要经常戴太阳镜（尤其是蓝色的太阳镜），让眼睛自然地接受阳光的全光谱洗礼（但要避免直视）。如果已经发生黄斑退化，可以考虑直接补充牛磺酸。

我们直接和间接指导的养生实践证明，如果错误的饮食、用眼习惯得到彻底纠正，这些眼部问题通常可以得到根本缓解，甚至完全逆转。部分人可能有希望摘掉近视眼镜，甚至老花眼镜。

鼻炎、哮喘、过敏

常见的过敏主要包括花粉过敏、食物过敏和化学品过敏等。除此之外，鼻炎或哮喘往往也与过敏有关。而且此类病人在治疗过程中往往使用过抗生素或化学品（特别是在幼年时），导致肠道菌群或免疫系统失衡。

在全天然状态下，过敏一般不会发生。因此，解除过敏的根本办法是远离异物，即摆脱非自然的环境因素或食物因素。这意味着，要尽量营造一个没有化学污染的生活环境，远离药品、化妆品、日化用品和合成家具等，保持室内和车内空气新鲜流通，必要时移居到空气清新的地方。要吃全天然食品，实行或尽量接近旧石器时代饮食，能生吃则不熟吃。与此同时，应当移除消毒剂和杀菌剂，亲近阳光和大自然。

具体而言，花粉过敏者未必对纯天然的花粉过敏，但要避免接触公路旁被机动车尾气污染的花粉。平时用鼻子呼吸，过敏发作期间可以临时改用嘴巴呼吸，因为花粉对于鼻子是异物，但对于嘴巴则是食物。

食物过敏者可能需要暂时远离所有可能引发肠道渗漏的物质（参见

第127页），例如麦制品、豆制品、乳制品，特别是麦制品（尤其是未经发酵的麦制品）。吃肉类、鱼类、根茎类、蔬菜、水果、坚果，尽量生食，细嚼慢咽；坚持3~6个月甚至更久，以消除肠道炎症，修复肠道漏洞，解除免疫反应。

其他过敏病人的饮食可以参照上文执行，因为其中的大多数人会同时伴有不同程度的食物过敏，例如过敏性鼻炎病人可能对麦制品过敏。我曾因流鼻血不止，被医生用电烤阻断鼻腔内动脉，从此鼻子非常容易过敏，几乎每次吃未经充分发酵的面食后隔天就会发作。

另外，过敏者应当避免用嘴巴呼吸，以防止异物或过敏原进入身体。过敏性鼻炎病人还需要做耐寒训练，保护鼻腔黏膜，不要挖鼻孔，擤鼻涕时按住一个鼻孔擤另一个，避免用力过猛，必要时使用空气过滤器和加湿器，或移居到空气清新、湿润、温暖的地方。我在北京时，鼻子几乎天天过敏，特别是在冬天；而当我移居到海南后，鼻子过敏的症状基本上消失了。

如果哮喘或鼻炎相当严重，用上述方法无法缓解，请检查是否有胃食管反流。按照本章前述相关内容消除胃食管反流，就有希望摆脱由胃食管反流引发的哮喘或鼻炎。

脱发、白发、青春痘、色斑

毛发、皮肤问题看上去是外在的局部问题，但往往也反映了内在的整体营养与健康状况。脱发者可能营养不良，白发通常预示着衰老退化，青春痘一般表明有炎症反应，而色斑则反映可能存在血管功能障碍。

脱发者不应素食或偏食，应增加天然食品的种类，远离味精、鸡精等食品添加剂，远离麦制品（特别是斑秃者）。用清水、天然皂或茶子粉洗头，水温要低（最好不要超过35℃），时间要短，次数要少，动作要轻，避免吹、拉、染、烫或用啫喱定型。如果无效，可以检查和调整甲状腺功能（参见本章相关内容）。

上述方法也可以用来改善发质，推迟或减少白发产生。不过，随着年龄的增长，人体黑色素细胞会减少，毛发颜色会变浅，皮肤颜色会变深，这是自然现象。有研究认为，这可能是黑色素从毛发转移到皮肤的结果，旨在保护皮肤免受紫外线损伤，预防皮肤癌（特别是黑色素瘤）。因为人患癌（特别是皮肤癌）的风险会随着年龄增加而增大（黑色素减少，皮肤变薄，免疫力下降）。换句话说，白发的最终出现和逐渐增多或许是一种保护性反应，可能有利于预防癌症。

白发异常增多通常与遗传或压力有关，但也可能是营养问题。你需要多吃富含蛋白质、Ω-3脂肪酸、矿物质（特别是铜）和B族维生素（特别是泛酸、叶酸和对氨基苯甲酸PABA）的食物，包括鱼、肉、蛋、生核桃、海产品、动物内脏和发酵食品。特别是牛肝、羊肝，其铜的含量可达猪肝的18倍、鸡肝的35倍。

人的肠道菌群能够合成B族维生素，但抗生素可以在一夜之间破坏它们之间的平衡。另外，持续的压力也会干扰肠道菌平衡。因此，要远离抗生素，学会管理和释放压力。

* * *

在没有精制糖、麦制品和乳制品等现代食品的原始部落或传统社会，人们几乎不长青春痘、痤疮或粉刺。在巴布亚新几内亚的基里维纳岛、巴拉圭的Ache土著部落、格陵兰岛，以及20世纪80年代前的冲绳岛，当地居民几乎没有长过痤疮[①]。

---

① 参见威廉·戴维斯的著作 Wheat Belly。

易长痤疮或青春痘者需要避免食用麦制品和乳制品，远离垃圾食品和饮料，特别是含糖的、油炸的或有添加剂的食品。应吃新鲜的天然食物，避免摄入不新鲜的植物油（特别是多不饱和脂肪酸），足量饮用干净的水。用清水、天然皂或茶子粉洗澡和洗脸，水温要低（最好不要超过35℃），时间要短，次数要少，不要搓揉，避免使用洗护产品、化妆品和防晒霜。如果偶尔化妆，应用粉状粉底打底，卸妆用天然皂。另外，有些药物含有糖皮质激素，可能引发痤疮或激素性皮炎，需要谨慎使用。

上述对付青春痘的方法也可以改善肤质，预防或减少色斑。但要坚持下去才会有明显效果，短则几周到几个月，长则几个月到几年不等。另外，有些药物可能引起皮肤色素沉着，包括降压药、抗生素、抗心律失常药、抗肿瘤药、抗精神病药等，需要谨慎使用。

为有效预防或减少色斑，你可以沐浴阳光，但不应暴晒。避免洗涤剂损伤表皮，避免可能导致紫外线过敏的药物，例如部分抗生素、抗过敏药、抗抑郁药、抗肿瘤药、抗疟疾药、抗精神病药，以及止痛药、利尿剂、避孕药和降脂药等。要多吃富含抗氧化剂的天然食物，特别是胡萝卜、西红柿、石榴、樱桃、葡萄和草莓等红、橙、紫色果蔬。经常生吃此类果蔬以及深海鱼类（如三文鱼和金枪鱼），你的肌肤不仅不容易晒伤或出现晒斑，还有希望变得更加细嫩，甚至白里透红。

痛经、月经不调、更年期综合征、阴道炎

不管是痛经、月经不调、不孕症、多囊卵巢，还是更年期综合征，女性内分泌失调病症大多是生活方式病，可以通过改变饮食习惯明显缓解或者彻底避免。因为从进化的角度看，这类缺陷会直接或间接影响生育能力，会被自然选择所淘汰，不可能留在人类基因的原始设定里。

所以，女人的基因通常是完美的，只是可能表达出了错误，部分可

以通过改变环境而得到修正。如果把女人比作花，那么她们几乎天生个个是含苞待放的花蕾，只要有适宜的土壤、空气、阳光、雨露，都可以开花结果。

倘若你过度消瘦或者明显肥胖，请首先调节体重（参见本章相关内容）。无论胖瘦，在饮食方面，都要避免节食或者素食，避免转基因食品（特别是转基因大豆），控制甜食和主食的摄入量，经常吃富含脂肪和胆固醇的动物性食品，特别是多脂鱼、鱼子、牛羊肉（尤其是肥的）、内脏（尤其是肝和脑）、骨髓、鸡蛋（包括蛋黄）和奶油等。应轻度烹调，多用动物油，少用植物油，不用味精、鸡精，能生吃则不熟吃，特别是蔬菜。尽量选择富有生命力的食物，即天然、新鲜、整体的食物。

在生活细节方面，要远离电磁辐射，避免接触存在于塑料、清洁剂、杀虫剂、杀菌剂、除草剂，以及激素类药物、牙齿填充物、化妆品或护肤品中的环境激素。不要住在雷达、高压线或发射塔的附近，尽量少用电脑和手机，慎做X线、CT或PET-CT检查，谨慎补牙，慎用塑料制品、洗衣粉、洗手液、洗洁精、蚊香、蟑螂药，以及指甲油、洗面奶、抗皱产品或激素替代疗法等。

另外，胃药多潘立酮（吗丁啉）可能会使月经推迟。药物一般都没有做过孕妇实验，所以孕期前后3个月最好彻底避免药物，特别是抗风湿药。

与此同时，应当亲近大自然，沐浴阳光，赤脚活动，及时释放压力，有规律地享受性生活。

如果上述方法效果不明显，请检查和调整甲状腺功能（参见本章相关内容）。

此外，痛经时需要大量喝水，但不要喝糖水，不管是白糖还是红糖，蜜糖也要限量。记住，所有糖都可能导致或加剧炎症，包括红糖和蜜糖，从而使痛经持续反复。喝红糖水之所以能够暂时缓解痛经，不是因为红糖，而是因为水！

* * *

至于阴道炎，通常是阴道菌群失调和酸碱度失衡的结果。只要坚持戒糖，控制细粮的摄入，以肉类和蔬菜为主，尽量远离抗生素，用清水冲洗外阴，避免使用清洁剂或杀菌剂，减少清洗次数，防止阴道损伤，炎症一般会自动消失。为了加强效果，你需要足量饮水，不要用护垫和紧身裤，必要时不穿内裤或穿宽松内裤。有条件时可以让阳光照射内裤以及私处，使用不含化学品的有机卫生巾或者自制的棉质卫生巾。

如果阴道炎久治不愈，并伴有外阴部以及口腔溃疡，请检查是否患白塞病。这是一种自身免疫性疾病，通常与肠道渗漏有关，请参见本章肠道渗漏以及肠炎相关内容进行调理。

不育症、性功能障碍、前列腺肥大

从进化的角度看，男人几乎天生个个好似骏马，只要有合适的牧场，都可以成为种马。为什么呢？因为有生育缺陷的基因无法遗传下来，生育问题通常是因为基因表达错误。所以，这些男性健康问题也是生活方式病，可以通过改变饮食及生活环境显著减轻或者避免发生。

首先，如果你有肥胖、"三高"、糖尿病或心脑血管疾病，请参见本章相关章节先解决这些问题。这些代谢问题解决了，生殖问题才有可能随之消失。

其次，为重振雄风，需要避免素食，控制烟草、酒精、味精、豆制品，多吃海产品、动物性食品和坚果，特别是金枪鱼、生蚝、牛肉、羊肉、鸡蛋和杏仁等，能生吃则不熟吃。

再次，要尽量远离药物，特别是部分胃药、降压药、降脂药、治疗前列腺增生药、治疗男性脱发药，以及抗过敏药、抗抑郁药、抗肿瘤药等，它们可能让你雄风不再。远离辐射，尤其是靠近生殖器的电磁辐射，以免杀死你的"小蝌蚪"，不要把手机放到裤袋里，不要把平板电脑放在大腿上。远离"环境雌激素"，尤其是塑化剂，它们可能让你女性化。

塑化剂通常存在于下列产品中：①食品，如部分香精、含香精食品等。②饮品，如部分白酒、奶茶等。③食品容器，如塑料膜、塑料袋、塑料桶、塑料瓶、塑料杯等。④洗护产品，如沐浴露、护肤品、牙齿填充物等。⑤化妆品，如香水、唇膏、指甲油等。⑥日用品，如浴帘、玩具、银行卡、PVC地板等。

要尽量避免摄入这些东西，避免与它们直接或间接接触，要特别小心塑料包装的食品和饮品，如塑料盒饭、塑料桶装食用油和塑料容器装的酒。

最后，要避免骑自行车，避免久坐不动，特别是长期垂足而坐，学会跪坐、蹲坐或盘腿坐。与此同时，还需要坚持运动，经常快走，偶尔快跑，做力量训练，如负重深蹲、俯卧撑或平板支撑，以锻炼男性的主要肌肉群，包括与性活动密切相关的肌肉。有条件时在阳光下裸晒和赤脚锻炼，你会发现阳光可以帮助壮阳，提升雄激素水平。

此外，为保护"小蝌蚪"，也需要避免经常蒸桑拿、泡温泉、穿牛仔裤和三角内裤，改穿平角内裤或者干脆不穿内裤。做到有规律地做爱和射精，必要时自慰。

失眠、抑郁、阿尔茨海默病

这类神经系统疾病成因多种多样，但大多数与饮食、活动方式不当有关，也可能是疫苗、药物或牙齿填充物等化学品的副作用导致的。

关于失眠的对策，请参见第三章中关于睡眠的部分。另外，许多药物可能导致失眠，包括茶碱（如氨茶碱）、喹诺酮类抗生素（沙星类）、糖皮质激素（如强的松）以及降压药（如利尿剂）等。摆脱了这些药物，失眠就可能随之消失。

有些抑郁症由失眠造成，睡眠好了，抑郁症就会自动消失。有些抑郁症与甲状腺功能低下有关，请参见本章调整甲状腺功能相关内容。甲状腺功能正常了，抑郁症就可能随之消失。

还有些抑郁症与身体缺水有关，足量饮水即可使病症缓解甚至消除。应保持每天饮水量约为体重的3%。部分抑郁症与麸质过敏有关，告别麦制品，抑郁症就有可能减轻或消失，必要时补充优质DHA或益生菌。也有部分抑郁症可能与药物有关，特别是抗过敏或降低胆固醇的药物，摆脱药物就可能摆脱抑郁症。还有部分抑郁症具有季节性，与缺乏光照有关，可以通过日光浴或全光谱的灯光照射缓解，必要时可移居到北纬37°至南纬37°阳光明媚的地方。

无论何种原因，合理饮食和适度运动都有利于消除或缓解抑郁症。要实行低碳高脂饮食，多吃富含动物脂肪和胆固醇的食物。你可能不知道，脂肪是大脑的"超级燃料"，大脑的运行效率在燃烧脂肪时比燃烧糖时高出约25%。而胆固醇则是大脑的"亲密情人"，大脑的1/5左右是由胆固醇组成的[①]。应当经常进行间歇式的高强度运动（HIIT），例如交替进行慢走和快跑，有条件时在户外的自然环境中进行。

* * *

阿尔茨海默病在医学界又叫"3型糖尿病"，因为许多病人同时伴有

---

① 参见戴维·珀尔玛特所著的《谷物大脑》。

高血糖以及脑细胞"胰岛素抵抗"。另外,研究发现,平均而言,腰围越大,脑子越小;喝酒越多,脑萎缩越严重。因此,为防止因得阿尔茨海默病而变得"六亲不认",你和家人需要坚持做到以下5点:

- 控制血糖和体重,不吃糖,少吃细粮,尤其是少吃面食(特别是未经发酵的面食)。
- 食用富含脂肪和胆固醇的鱼、肉、蛋、内脏,但要避免高温烹调。
- 每天限时进食,最好一日两餐。
- 每天劳动或运动,交替进行有氧运动和力量训练,尽量在户外阳光下进行。人不会因为年老而不能动,但会因为不动而变老!
- 避免酒精、药物、金属或其他化学品进入大脑,包括但不限于白酒、铋剂、他汀类药物、牙齿填充物、铝锅和特氟龙不粘锅中的有害成分等。

癫痫、多动症、自闭症

儿童神经、心理或智力障碍看似是遗传或社会问题,但实际上许多可能是营养或毒素问题。通常这些孩子会摄入过多的糖、化学品或重金属,而脂肪、维生素或矿物质的摄入量又会相对不足。也有可能他们对麸质过敏,或者是疫苗、药物或牙齿填充物等的副作用导致了这些症状的产生。另外,剖宫产或对麸质过敏的母亲容易生出精神异常的孩子,而在孕期补充过量叶酸或维生素B_{12}也可能生下自闭症或孤独症的孩子。

因此,我认为,要预防和控制这类儿童疾病,可尝试做到以下几点:

- 孕期控制面食(尤其是未经发酵的面食),谨慎补充叶酸;尽量选择自然分娩,母乳喂养;避免过早打疫苗,谨慎用药(谨慎使用退烧药和抗生素等),小心补牙(谨慎使用含汞或树脂的牙齿填充物)。
- 让孩子戒糖,远离垃圾食品和饮料(包括包装牛奶和果汁等)。
- 不吃面,一定要吃的话就吃发酵过的面食,少吃米,多吃鱼。
- 零食选择吃水果和生坚果(特别是核桃)。

- 必要时补充优质DHA和益生菌。
- 避免味精、鸡精、装修污染、塑料餐具,以及铅或铝等金属。
- 让孩子尽情在户外活动,沐浴阳光。
- 和孩子一起吃饭,一起睡觉,一起运动。

如果以上方法无效,可以尝试让孩子彻底摆脱麦制品等问题食品,消除有害牙齿填充物等化学品的影响,搬到空气流通、没有污染的房间居住。对年龄较大的癫痫或自闭症病人,可以考虑采用一日一餐或者"生酮饮食",即将通过脂肪摄入的热量调整到总热量的80%以上,其余主要为蛋白质,首选富含优质鱼油、奶油、牛油、羊油和椰子油的天然食物,建议在专业人士的指导下进行[1]。

创伤、炎症、感染、疼痛

为恢复创伤,你需要吃新鲜的、整体的、富含蛋白质的天然食物,例如整条鱼、整只鸡或整只鸽子;尽量吃生的蔬菜、三文鱼、金枪鱼、鸡蛋,喝生鹿血、羊奶;如果伤口较大,则或应加大饮食量;对于进食困难者,必要时补充谷氨酰胺、精氨酸、牛磺酸、DHA、EPA、维生素和锌等营养物质。

伤口应当尽量避免接触水(污染时用清水或生理盐水清洗除外),但要接触新鲜的空气(包括较冷的空气),适当接受阳光和紫外线的照射。伤者应当适时足量喝水,及时科学接地气,尽早进行适当运动。

创伤通常伴随炎症,有时还会并发感染。上述方法也可用于控制炎症和预防感染,但在强化营养的同时,要防止过度饮食,避免摄入精制糖、麦制品(特别是未发酵的麦制品)、普通乳制品、酒精,以及辛辣、烧烤或油炸食物,应小心药品(如止咳糖浆和葡萄糖注射液等)中的

---

[1] 参见戴维·珀尔玛特所著的《谷物大脑》。

糖分。

为有效对付感染，可以在保证营养的前提下限时进食，必要时补充大蒜、椰子油、DHA、EPA 和维生素 C。如果要用抗生素，则应同时服用优质益生菌。

炎症往往伴随着疼痛，而喝水对于缓解甚至消除疼痛具有一定的帮助，包括伤痛、头痛、胃痛、腹痛、关节痛，甚至心绞痛。但你要喝足水，每次 1～2 大杯（需要时间隔 15～30 分钟再喝），每天至少 8 杯（约 2 升）以上，必要时加少许粗盐。另外，科学接地气也可以帮助缓解疼痛，特别是伤痛、头痛、痛经以及肌肉或关节疼痛。急性炎症引起的疼痛可能在数分钟内得到缓解，其他疼痛有希望在 20～40 分钟后明显减轻。

* * *

如果你的疾病或健康问题不在上述分类之中，或者上述方法效果不明显，你也可以参见第三章中的"自然养生法则"和"整体养生原则"相关内容，全面调整饮食内容、生活环境和活动方式，以恢复基因的原始设定，启动细胞的再生机制，运用遗传密码和进化智慧的巨大自然力量再造健康。

记住真正能改变你饮食和生活习惯的人，就是你自己。你能否健康长寿，其命运主要掌握在自己手中。

| 第五章 |

让更多人不生病

只有你自己,才能终结疾病。

——《无病时代》作者大卫·阿古斯(David B.Agus)

最好的医生是自己

我是宁波大发化纤有限公司总经理杜国强,我结识西木博士不是一个偶然,是我追着他才得以相识,当然,现在我们已经相当熟悉。当时我正被自己的健康问题困扰,读了西木的书之后觉得受益匪浅,对养生的认识豁然开朗。在自己的健康状况逐渐改善后,我邀请西木博士来我的企业,对员工进行自我健康管理培训,这期间,我们相互探讨理论,积极实践,总结改进健康管理的方法,收到了意想不到的成果。

下面,我把经常向员工倡导的理念作一个小结,希望对各位读者有所帮助。

最好的医生是自己,这话一点不假。因为自己的身体只有自己最清楚和最负责。目前我国的现状是:大部分人在40岁前拿命赚钱,40岁后拿钱换命。这种做法是非常不划算的。人的一生需要掌握三样东西:谋生之道、为人之道和养生之道。智慧的人既能把身体养好,也能赚到钱。有了更多的钱,又可投入养生,形成良性循环。**除了特殊的人和特别有钱的人可请专人养生外,一般人只有靠自己来养生。**

做人的目的到底是什么?很多人会说是为了子孙后代、功名利禄、光宗耀祖等。这些都有一定道理,但我总结主要为8个字,即为了"健康和快乐地活着"。事实上,人类的一切行为直接和间接地都是为了健康和快乐。没有了健康,一切财富、地位、亲情都会贬值,甚至归零,即"1"和"0"的原理:健康是"1",其他都是"0"。另外,马斯洛的需求层次理论或许需要改写,加上和突出"健康需求"。这个世界上可以有人替你做饭、开车、洗衣服，但没人能够替你生病。钱、手机和车子丢了可以找回来或赚回来，唯独命丢了找不回来。为此，我们没有理由不把健康放在首位！

人人都想健康地活着，却有大约75%的人是亚健康，20%的人带病生存，真正健康的人只有5%。想健康，说难是很难，否则怎么会有那么多的病人和亚健康人群？说不难也真不难，只要你能认真贯彻6字方针，即意识、方法、坚持。

所谓意识，就是真的想健康。有那么多烟民，你去问他们想健康吗？大多数人会说想健康。再问他们，知道吸烟危害健康吗？几乎都知道。既然知道吸烟有害健康，本意又想健康，那么不吸烟就好了。这就是意识没到位——等于没意识。真正有了意识，你就会千方百计地寻求方法。**虽然养生方法五花八门，有对有错，但只要有心去找，反复实践，慢慢地你自己就成为养生专家了。**我也非研究养生出身，如今却掌握了不少养生知识。

一些常识，如戒烟限酒、适量运动、心理平衡、均衡饮食、生活规律、不要熬夜等，不少人还是懂的。但如果缺乏意识，虽懂也不会坚持去做。只要意识到位，有了方法，坚持去做就是了。第一意识，第二方法，第三坚持，这三点哪点最难？绝大多数人都说坚持最难，但我认为，如果有了坚定的健康意识，又有了正确的养生方法，坚持是水到渠成的事。看来，还是拥有意识最难。其实，做别的事情也是一样，有了积极而坚定的意识，一般都能做好。"世上无难事，只怕有心人"就是这个道理。

所以，基本上可以说，健康依靠自己，不健康也是自找的（除了极少数遗传或意外等不可抗力因素）。

10多年前，我和西木的身体都很差，尝够病痛的苦头，才觉醒去重点关注养生,并收到了意想不到的效果,还帮助了周围成千上万的人。

企业健康管理

尽管获得健康主要靠自己努力,但我们每个人的健康与所在的家庭和企业环境也密切相关。下面介绍我的企业文化与员工健康的案例,希望能对大家有所启发。

企业文化

宁波大发化纤有限公司有三个独特的企业文化,即"大家发文化""良心文化"和"健康文化"。具体内容如下:

(1)大家发文化:①公司发:开办公司一定要赚钱。②员工发:每位员工到了公司后要比去别的公司待遇好(含工资、福利、健康、环境、关怀等,让全体员工在物质、精神、健康方面得到幸福)。③国家发:要尽可能地多交税。④社会发:多做慈善,搞好环保,为社会进步作出贡献。⑤合作伙伴发:与公司做生意的各方都要合情合理地赚钱。公司不能"朝南坐",把刀磨得很快——宰人。

(2)良心文化:既要讲法规,更要讲良心。法规是底线,有漏洞,良心无漏洞。良心是心理健康的基础。

(3)健康文化:既要赚钱,更要赚健康。融入大发,多活10年。

具体措施

近10年来,公司做了几十项促进员工健康的事情,具体如下。

- 全体1 000多名员工已连续13年每年免费体检。
- 健康奖。设15项指标,其中体检10项,运动、个人卫生、体重、健康知识学习、心理道德各1项。每月考核,满分100分,每人每月奖励500元。前提是必须签字承诺戒烟,不戒烟者,身体再好也无奖励。肥胖是百病之源,为了鼓励员工减肥,从2015年开始,公司把体重指标列入考核,即BMI超过24的,少发25%的健康奖。此项政策充分激活了员工的减肥积极性,不少人吃得少了、合理了,运动多了,效果明显。我认为,此举意义深远,真正做到了把钱主要用于预防疾病,有利于改变目前医疗资源大量浪费、事后治病的局面,对控制慢性病可起到事半功倍的效果。
- 每人每月一箱酸奶(或有机红枣、生核桃等坚果)。
- 买入《营养革命》《不生病的饮食起居》等健康书籍15 000册,4次共编印健康小册子2万多册,发给全体员工、社会各界人士和客户等。
- 每月发给员工及社会有关人员一条健康短信或若干条微信。
- 全体员工的体检报告录入电脑,建立档案,实行动态管理。
- 全公司4个食堂严格控制油、盐的用量,并购买优质油和盐,消灭味精,不做油炸、腌制食品。提倡生食,吃五谷杂粮。其中行政食堂用的水果蔬菜由2个农场专供,基本做到无公害、绿色、有机。饮用水经过反渗透(RO)膜过滤,总溶解性固体物(TDS)控制在10毫克/升以下(国家标准为1 000毫克/升)。
- 每个办公室安装两台空气净化器。其中1台内循环,另1台从室外吸入新鲜空气。即使室外的PM2.5高达500,室内的PM2.5都能保持在20微克/米^{3}以内,而且氧气充足。
- 每个办公室放置10盆以上绿色植物,人称"森林办公室"。总经理办公室放置绿色植物30多盆,还增加了人造瀑布,PM2.5保持在10微克/米^{3}以下,负氧离子达到1 500多个/厘米^3,空气质量达到WHO标准或瑞士标准。
- 每个办公室都是两道中空玻璃窗,大大提高了保温、防尘和隔音的效果。员工宿舍也全部安装两道中空玻璃窗,安装最遮光的两道窗帘布,让员工充分休息。
- 设健康专员、健康咨询室,每月请养生专家讲健康课、做健康咨询和指导,全球采购健康食品、物品等。健康专员下车间宣传健康知识。

- 每年举办两次大型运动会，备有10张乒乓球台（含单人发球机）、单杠、哑铃、壶铃、跑步机、呼啦圈、跳绳、脚踏车、跳舞毯……
- 买来特殊梳子，让行政人员经常梳头活血。
- 买来自动脚底按摩器、热水洗脚盆、计步器等发给中高层干部。
- 订《生活与健康报》106份，供各班组、科室阅读。
- 举办健康知识竞赛。
- 买来超声波体重秤、血压计及监测空气PM2.5、甲醛、总挥发性有机物（TVOC）、负氧离子、电磁辐射、空气含氧量、氯气、水质、体脂肪比例、内脏脂肪、肌肉率等的各种测试仪，经常测试各项指标。
- 2015年4月，公司启动员工慢性病改善项目，不打针，不吃药，不动手术，通过健康教育培训，改变饮食、生活方式，全面防控肥胖、"三高"、糖尿病、胃肠病、关节炎、骨质疏松和甲状腺功能异常等疾病，效果显著。

在首期减肥、调"三高"项目中，通过为期1个月的培训，以及随后4个月的跟踪，健康干预5个月后（2015年4月～9月），全程参与的51人的体重总共减轻258.8千克，人均减重5.08千克。更重要的是，这51人的体检指标在之前1年（2014年9月～2015年9月）发生了根本性好转：①原先有40人超重肥胖（BMI>25），现在减少到21人，减少47.5%；②原先有15人高血压，现在减少到10人，减少33.3%；③原先有24人脂肪肝，现在减少到9人（其中2人转为轻度脂肪肝，2人转为脂肪肝倾向），减少62.5%；④原先有25人甘油三酯偏高，现在减少到14人，减少44%。

总体来说，约半数左右的代谢综合征指标正常化。值得一提的是，其中一位员工成功减重超过10千克，高血压转为正常；一家三口人，他的太太减重20千克，身体恢复健康（以前很差），女儿也减重8千克。正是一人成功，全家得益。

健康管理的成效

近5年来，公司每年约花600万元用于健康工程，得到了超值回报。

● 全公司1 000多名员工的健康意识普遍加强，病假明显减少，就连他们的家属也受很大影响，各种不健康的生活方式改变很多。一线老员工体检指标合格率，从2010年的45%上升到了2015年的78%。

● 不吸烟率从2011年健康奖实行前的35%提高到2017年的98%，剩下的2%的老烟枪，其吸烟量也从以前的平均每人每天1包多，减少到目前的5支以下，全公司每年约少吸20多万包烟，节约烟钱约200多万元，还大大减少了二三手烟的危害以及因吸烟引起的不卫生环境和火灾风险。

● 健康工程满足了员工们的刚性需求，使他们安心在公司工作，人员年流动率从2011年的20%降低到2015年的10%以下，核心人员更是一个不走，做到了"健康留人"。我认为，健康留人是企业人力资源管理的一项创举，符合时代潮流，极具推广价值。

● 因员工身体更加健康，心情更加愉悦，感受到企业对他们的超级关心，员工对公司的满意度达95%以上，工作个个卖力，充分发挥主观能动性，技术、管理不断创新，公司的效益稳步增长。

● 目前，公司在全球同行中竞争力稳居前茅。近7年来，公司每年春节都不停产，还在不断扩产中，在全球同行业中实属罕见。

● 公司利润不错，又可以拿出部分资金来做健康及慈善事业，已经进入良性循环。现在做健康成了公司的核心竞争力之一，公司被媒体称作"全国企业健康管理样板"。据测评，有约90%的员工认为自己多活10年很有可能，起码能多活5年。

我的养生心得

我在10年前体质非常差,1年感冒10多次,而且每次都很严重,不能工作,发热、头痛、咳嗽、浑身无力,经常在1周内每天上、下午各输液1次,根本没有效果。还经常莫名其妙地腹泻,每年大约20次,还伴有腹部绞痛。除大夏天能喝凉水外,一般天气不敢喝凉水,特别是在冬天,一杯喝下去,马上腹泻。我也曾经去看过很多国内外大医院的专家,他们说法各异,其中一位专家说,他自己也有这种情况,随便配点药吃一下就完事。可想而知,根本没有办法解决。

自从全方位注重养生约10年后,情况完全改观。我现在1年感冒1次或1次也没有,就是感冒了也不影响工作,过两三天就自然好了。即使在冬季下雪天,喝很多凉水,吃刚从冰箱拿出来的水果,也不会拉肚子。以前出门总是带着两种药(感冒药和止泻药),如今都不带了,根本原因就是提高了免疫力。如何才能提高免疫力呢?就是要全方位的注重养生。

我父亲2017年95岁,身高1.62米,3年前体重82千克,患哮喘20多年,冬天经常发作,还有高血脂、高血压等不少慢性病,长期吃多种药物,喉咙喷药,不但未见好转,反而逐渐加重,有好几次因脑卒中进医院急救。2014年5月,他在我的亲自指导下进行减肥(主要控制吃什么,怎么吃,吃多少),3个多月后,体重降到70千克左右,无任何治疗,上述症状基本消失。现在任何药都不吃,走路也轻松,把拐杖也扔了,比10年前更健康。其实这不算是奇迹,应该是找到了健康的自然规律。

如今，肥胖是导致慢性病的一个重要因素，乃百病之源。但我认为90%以上的肥胖（或超重）是很好控制的，只要真正重视即可。我自己以前也超重，体重指数BMI达25.2。通过约半年的调理，BMI变成21.5。我已经成功试验过两次，可以在1个月内轻松地将体重增或减2千克，根本不用吃药，只要调节"吃"与"动"即可。控制糖和米面，多吃水果、生菜、鱼、肉、蛋，吃七成饱，每天坚持半小时左右中等强度的运动，大部分人应该能够成功减肥。有想减肥的朋友，请你千万别吃减肥药。因为减肥药的原理无非两条：①吃不下；②排得多。服药期间能减肥，但是停药后会马上反弹，而药物的副作用会伤害各种脏器。

其实，养生在什么年龄段开始都不晚，只要肯认真去做，一定会有收获。但最好在出生前一年半开始，也就是靠孩子的父母"封山育林"，为后代培育好健康的种子。

医院有用，但作用有限。对于那些急症，如心肌梗死、脑梗塞、车祸等外伤、生孩子疼痛不止、牙齿脱落等必须靠它。对于极大部分慢性病，如"三高"、糖尿病、骨质疏松、慢性阻塞性肺疾病，甚至癌症，医院的作用很小，也许会帮倒忙。

有些人与医生关系好，就觉得自己的健康有保障，但我的体会是，与养生专家（或部分有真才实学的中医）多交朋友，加上自己不断地实践、总结、提高，才能真正保障自身健康。

你的实际年龄是多少？

我提出一个年龄的计算方法，即（出生年龄＋体质年龄＋心理年龄）/3=实际（有效）年龄。有些人虽然年纪不大，但没有好的体质。慢性病缠身或亚健康、心理状况又差，年轻也没用。而我见过一位广西巴马81岁的老太太，眼不花，耳不聋，牙齿也好，上山砍柴，下田插秧，回家织布，还说自己年纪很小，父母都健在，她们不但生活自理，还能帮助干家务。生命在于运动，适量运动是天下最好的补品和良药，此话一点不假。

我要纠正当前流行的观点，即"最佳运动后心率=170－年龄"。这个算法忽视了每个人的平时正常心率（即静息心率）差异。心率在60～100次/分钟都为正常，如果一位70岁的人，静息心率是100次/分钟，按照这个公式，不运动他也达到最佳运动后心率。如果此人静息心率是60次/分钟，那么要达到100次/分钟是极其困难的，甚至有生命危险。

我认为应该改成170－年龄+（静息心率－80）=最佳运动后心率，其中80为参考中间心率。例如一位70岁的人，静息心率是100次/分钟，那么他的最佳运动后心率就是120次/分钟。如果静息心率是60次/分钟，那么他的最佳运动后心率就是80次。20多岁的年轻人可再增加约30次/分钟，随着年龄增加逐级递减。

早晚刷牙好不好？

主流观点认为应早晚刷牙。众所周知，刷牙的主要目的是清除进食后存在牙齿表面的食物残渣。晚上睡前刷牙，然后约8小时睡眠，什么食物也没吃，最多喝点水，起床后根本没有食物残渣，这时刷牙意义不大，反而损害牙齿，浪费时间。如果起床刷牙后吃早餐，又有食物残渣附着在牙齿上，几乎等于白刷。日常护牙的最好方法是：一日三餐，凡是吃过食物或喝过饮料（水、茶除外），特别是含糖和淀粉饮食，都要用清水漱口3次以上，晚上睡前刷牙是必需的。

主流观点认为"用过3个月后牙刷要换掉，因为细菌积累影响健康"。其实，细菌无处不在，人类根本不用怕它。再说每次用过以后用清水冲洗、甩干、向上放好晾干，第2次用与第5000次用并无差别。主要看牙刷毛是否完好，如牙刷毛很不整齐，向外卷曲了就该换了，因为它影响了刷牙效果。

一天8杯水够了吗？

流行观点认为"每天应喝8杯水"。我认为这太笼统，无法操作，没有考虑到以下问题：①杯子有多大；②冬天还是夏天；③各人的不同体重；④喝水的人是体力劳动还是脑力劳动；⑤工作场地在室内还是室外；⑥喝水的人住在北方还是南方等等很多因素。

因此我认为，每天平均喝水量应该以各人体重的约3%为宜。在酷暑（含南方地区）、冬季（含北方地区）等不同情况下应进行相应增减。夏天要多补充盐水，每天水中加入的盐为6克以下。另外，体力劳动比脑力劳动、室外作业比室内作业需要补充更多水。最后，每天喝的茶、咖啡（不提倡喝）、啤酒、汤、稀饭等中的水分应折算进去。

什么时候晒太阳？

流行观点认为"晒太阳是好，能促进钙的吸收，但要在10点以前或16点以后晒，还必须涂防晒霜"。我认为，防晒霜是化学品，涂到皮肤上会吸收进去，是非常有害的，最好不要涂。至于晒的具体时间还要看季节及地区，在南方地区的大夏天，必须避开中午时段，在冬天或北方地区，如果在10点前或16点后晒效果就不大了。

右侧卧还是仰卧？

流行观点认为"右侧卧睡，应该说是绝大部分人都认为的最好睡姿"。我认为比它好的睡姿应该是仰卧，少数睡眠打呼噜和呼吸暂停的人除外。因为身体是前后扁平型的，右侧卧睡姿必然会造成右手臂压强加大约5倍（与仰卧相比），短时间还可以，长时间会导致右臂酸痛，在床垫不是很软的情况下更是如此。另外，右侧卧睡时腹腔内的各类脏器会偏向右侧，压迫相关脏器。但比左侧卧睡压住心脏要好些。右侧卧睡的好处是双腿能弯曲放松，但也有左腿压右腿的不足。当然，你也可以随时变换睡姿。

如何摆脱失眠的魔咒？

失眠是一个比较普遍又很让人头痛的问题，对身体的危害性很大，去医院治疗的话又只能给安眠药吃。但是，安眠药有依赖性又有副作用，应尽量少吃。

关于失眠的原因一般有3种：①生理性失眠，如身体某个器官有病，如皮肤痒、局部疼痛、神经衰弱等；②环境性失眠，存在环境干扰，如气温过高、过低，有噪音、异味、蚊子、苍蝇、臭虫等；③心理性失眠，如心理压力、恐惧、担忧、盼望、思念、次日有事要起早等，极大部分失眠都是此类失眠。

我经过研究和实践，解决办法有以下几种：

（1）生理性原因。一部分去医院诊断解决，大部分还靠自身改善解决。

（2）环境性原因。适当改善环境。如果对其中的噪音失眠，我的做法是增加隔音效果。我10多年来一直住在市中心主要道路的十字路口边上，过往车辆很多，喇叭响个不停，以前经常被吵醒。后来，我把窗户从一道逐步增加到四道中空玻璃，结果，除了消防车警笛外，其他所有车辆的噪音对睡眠都毫无影响。中空玻璃每道约400元/米^2，增加三道也就1 200元/米^2，一般大家都能承受，必要时用耳塞。

（3）心理性失眠。仰卧、全身放松、清除杂念，用腹部深呼吸，同时跟着呼吸节奏数数，只可以想些愉快的人和事，绝不能想烦恼的事情。这样做的结果是：①深呼吸加大了吸氧量，给身体中的细胞增加养分，能使大脑安静下来；②连续深呼吸会产生疲劳感，加快入睡；③把注意力往深呼吸、数数上转移，自然没有了杂念；④想喜欢的人和事，大脑会产生快乐因子（内啡肽）；⑤额外的好处是，加大了肺活量，为适量运动增加耐力。如此不停地做，半小时内一般就会睡着。如次日早上有事要早起，一定要设闹钟，怕一只闹钟失灵，就设两只，这样会睡得更踏实。

后 记
FROM MEDICAL TREATMENT TO SELF-HEALING

为什么要写此书

西木

市场上的养生图书已有成千上万种，我们为什么还要写此书呢？因为我们认为，中国人需要一本能指导读者依靠自己的力量真正实现健康的图书。这本图书的逻辑理念应前后一致、贯穿始终，基本观点应经得起实践的检验。

我们倡导的自然养生法不鼓励大家盲目吃药、打针、动手术，或服用保健品。本书只讲健康饮食生活，不提供医疗解决方案。读者朋友可以体验3个月以上检验其效果。

书中的许多观点是三位作者通过长期探索和反复实践得出的，得到了国外最新研究成果的支持，但可能与国内依然流行（也许已过时）的部分主流观点不一致。希望读者朋友们解放思想，与时俱进，不以权威评判对错，而以实践检验真理，在追求健康的道路上少走弯路、不栽跟头。

我们建议把保障国民健康作为基本国策，把营养与养生理念统一在自然法则之下，找到人人可操作的自我保健方法，通过改变饮食环境和生活方式，让亿万国人摆脱肥胖和种种慢性病。

这正是本书的宗旨。